Die Heilkraft des Räucherns

Unter Mitarbeit von Mag. Christine Radmayr, Medizin- und Gesundheitsjournalistin

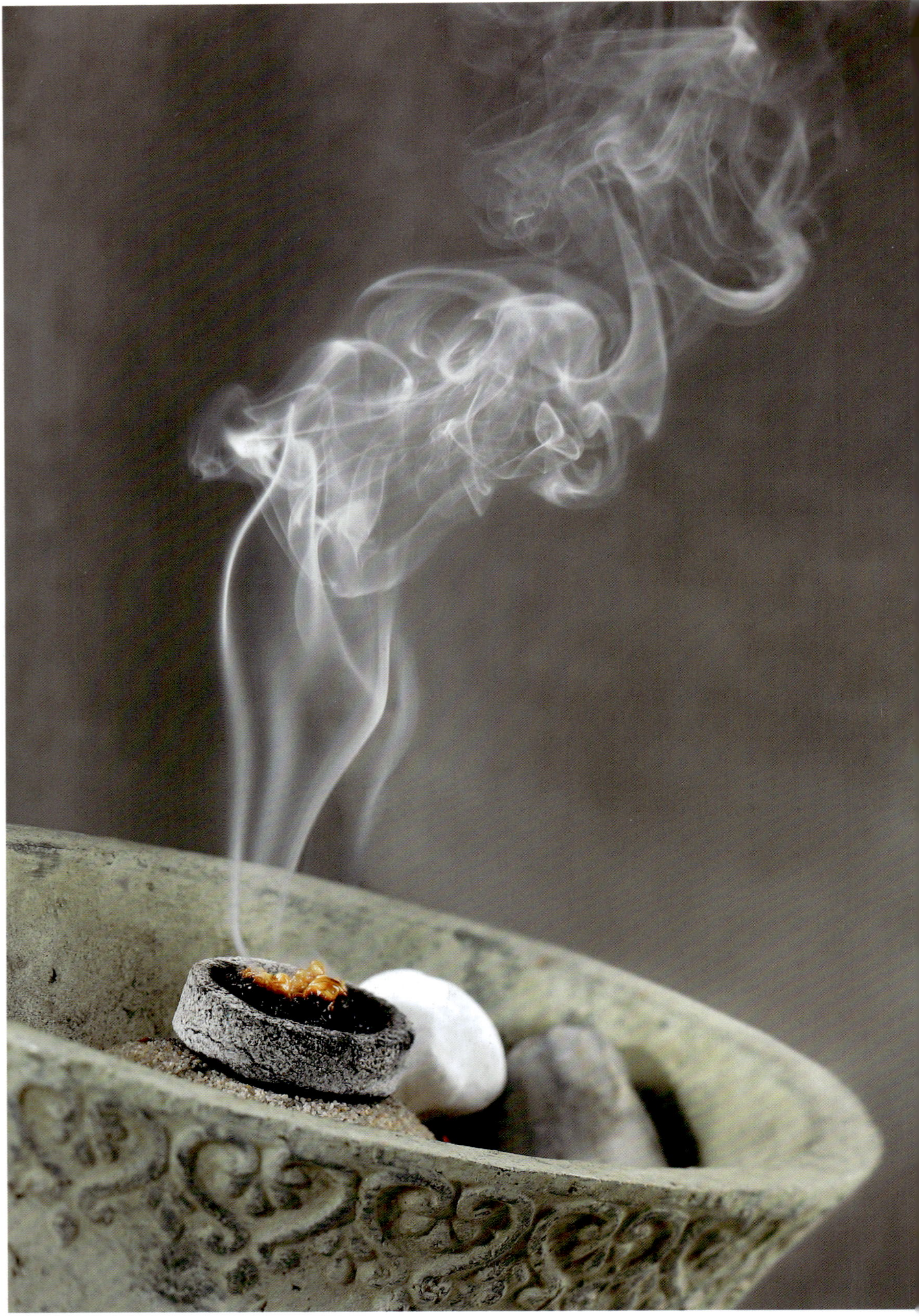

Friedrich Kaindlstorfer

Die Heilkraft des Räucherns

Mit heimischen
Blüten, Kräutern und Harzen

kneipp verlag
WIEN

Danke an alle Wegbegleiter

Von Herzen bedanke ich mich bei meiner Gattin Karin, die Verständnis zeigt für all die Zeit, die meine Räucherexpeditionen in Anspruch nehmen. Weiters ein Danke meinem Arbeitgeber, den Marienschwestern vom Karmel und den Kolleginnen und Kollegen im 1. Zentrum für TEM in Bad Kreuzen, die mich auf dem Weg motivierend begleiten und unterstützen.
Mag. Christine Radmayr danke ich sehr, dass sie mich mit ihrem journalistischen Gespür und ihrer Fachkenntnis bei der Recherche unterstützt und meine Erfahrungen, mein Wissen und die Begeisterung für das Räuchern so ansprechend formuliert hat.
Wir beide freuen uns, wenn der Funke überspringt und Sie, liebe Leserin, lieber Leser, Ihre ersten Rauchzeichen setzen!

Inhalt

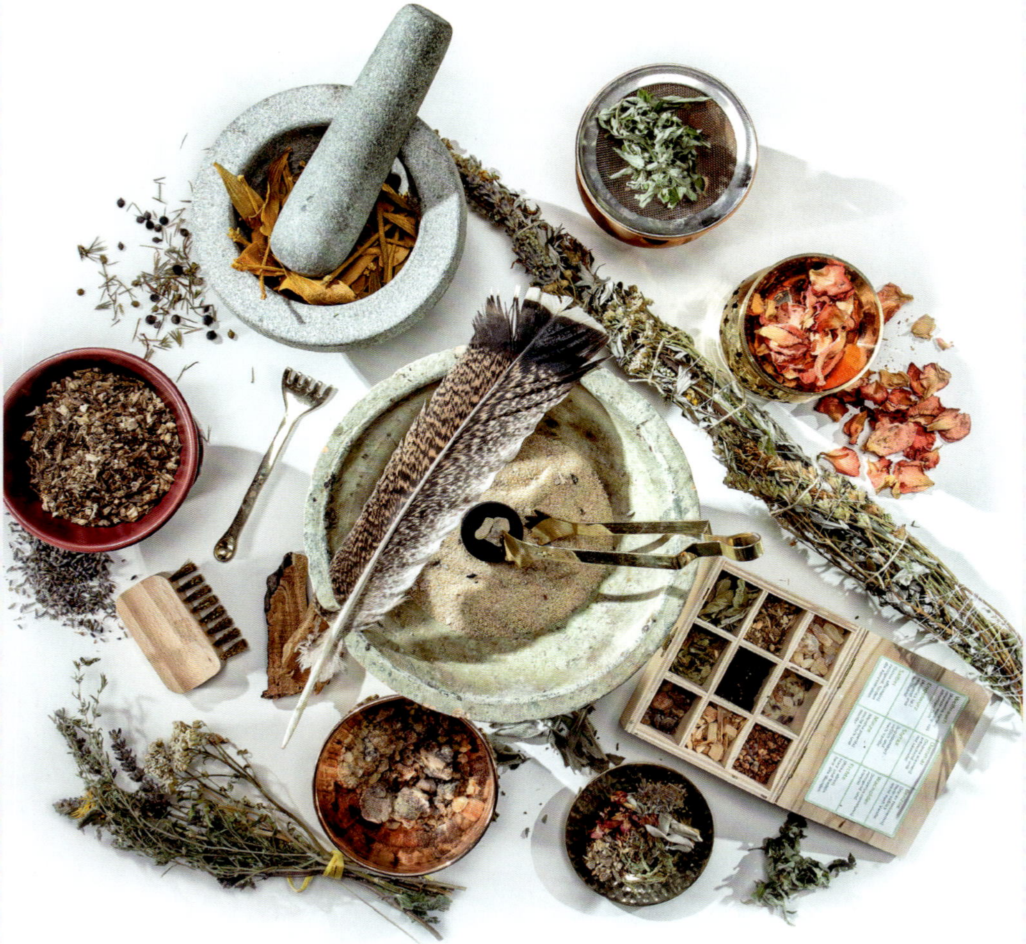

Anmerkung: Für die in diesem Buch beschriebenen Methoden und Pflanzenvorschläge übernehmen der Verlag und der Autor keine Haftung. Weder Verlag noch Autor haften für eventuelle Schäden, die aus der Anwendung der im Buch vorgestellten Ratschläge und Hinweise entstehen könnten. Bei gesundheitlichen Beschwerden sprechen Sie sich bitte mit Ihrem Arzt, Heilpraktiker oder Therapeuten ab. Die Informationen und Methoden bieten keinen Ersatz für therapeutische oder medizinische Behandlung. Nicht in der Schwangerschaft und im Beisein von Kleinkindern räuchern!
Seien Sie beim Räuchern vorsichtig, Sie arbeiten mit Feuer und Glut! Egal was Sie anzünden/verräuchern, lassen Sie es nicht unbeaufsichtigt.

Vorwort und Persönliches

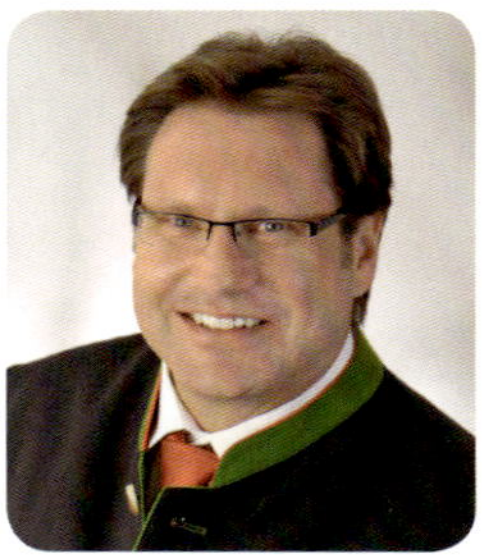

Dipl.-BW Friedrich Kaindlstorfer, MBA Experte im Räuchern nach Traditioneller Medizin

Hätte mir vor zehn Jahren jemand gesagt, dass mich das Thema Räuchern in Theorie und Praxis derart begeistern, tief eintauchen und nicht mehr loslassen würde – ja, dass die Räucherpraxis mein Lebensgefühl verändern könnte, hätte ich als g'standenes Mannsbild, das sein Geld mit Betriebswirtschaft und Marketing verdient und mit energetischen Aspekten wenig am Hut hatte, nur ungläubig gelächelt. Eines hat mich aber schon damals interessiert: die Medizin sowie die vielfältigen Möglichkeiten der Natur- und Volksheilkunde.

Vor sechs Jahren erfuhr ich bei der Ausbildung in der Akademie der Traditionellen Europäischen Medizin (TEM) in Windischgarsten in Oberösterreich erstmals mehr über das Räuchern zu Heilzwecken. Damals wie heute bin ich Betriebsleiter des Kneipp Traditionshauses der Marienschwestern in Bad Kreuzen in Oberösterreich, das im Jahr 2013 zum 1. Zentrum für Traditionelle Europäische Medizin im deutschsprachigen Raum wurde.

Das Schlüsselerlebnis, das mich schwerpunktmäßig auf die Räucherspur brachte, war ein Besuch auf einem Bergbauernhof im Salzburgischen im Jahr 2012 im Rahmen der Ausbildung zum Praktiker der Traditionellen Europäischen Heilkunde (TEH). Alles, was ich dort zu unseren heimischen Pflanzen und ihrer vielschichtigen Räucherverwendung hörte, machte mich neugierig auf mehr. Ich hatte bis dahin schon viel über alle Formen der Anwendung von Heilpflanzen und das Räuchern erfahren und es stellte sich für mich die Frage: „Warum wird die Funktion des Geruchssinns so unterbewertet?" Von da an steckte ich meine Nase im wahrsten Sinn tief in alles hinein, was ich über die Bedeutung von Aromen und das Räuchern lernen konnte. Ich besuchte Kurse und Weiterbildungen bei renommierten Räucherexpertinnen und -experten. Mein Motto: „Da muss es doch noch mehr geben!"

Ich selbst bin das beste Beispiel dafür, dass JEDE(R) die Wirkung von Verräuchertem und Düften spüren kann, egal ob es um die Aufhellung der Stimmung, die Klärung der Gedanken, Entspannung, die Raumreinigung oder auch nur um das Beduften eines Zimmers geht. Dass bei einer Körperräucherung auf allen Ebenen – der mentalen, körperlichen, geistigen und spirituellen – die Post abgehen kann, sprich tiefgreifende Erkenntnis, Loslassen und Heilsames passiert, das erlebe ich heute bei meinen Körperräucherungen im TEM-Zentrum immer wieder.

Die Räucherpraxis hat mir Schritt für Schritt mehr Sensibilität geschenkt: Ich nehme mich selbst, andere und alles Lebendige um mich herum feiner wahr und achte mehr auf die Signale meines Körpers und meine Bedürfnisse. Früher war ich gefährdet, über meine Belastungsgrenze hinauszugehen, heute blinkt sozusagen ein inneres Warnlicht auf und signalisiert: „Mein Lieber, schalte einen Gang zurück und vergiss die Pausen nicht!" Neben der neuen Art der Selbstreflexion und dem achtsamen Umgang mit meiner Energie hat mich das Räuchern emotional stabiler und gelassener gemacht.

Ich führe ein Gesundheitszentrum, in dem die Gäste Linderung und Heilung ihrer Beschwerden suchen, aber auch Trost und Zuspruch in schwierigen Lebenslagen erwarten. Außerdem möchten die meisten Gäste Anregungen zur individuellen Vorsorge mitnehmen. All diese Prozesse darf ich mit Körperräucherungen, aber auch mit Vorträgen und Seminaren zum Verräuchern heimischer Naturstoffe unterstützen. Alles, was ich selbst erfahren und gelernt habe, will ich weitergeben, weil ich daran glaube, dass für jeden Interessierten etwas dabei ist, mit dem er sein Wohlergehen und seine Lebensqualität verbessern oder hoch halten kann.

Das Räuchern hat meine Sinne geöffnet, sodass ich mein Leben genussvoller empfinde und gestalte. Je nach Anlass, Bedürfnis, Jahreszeit und Stimmung haben Räucherrituale einen Fixplatz in meinem Leben. Und alle paar Tage ziehe ich mit einer Rauch- und Duftwolke von Rosenweihrauch, Salbei etc. durch das 1. Zentrum für TEM in Bad Kreuzen. Denn: Jede(r) soll sich geborgen, willkommen und wohl fühlen bei uns im Haus!

Genießen Sie mit mir die Entdeckungsreise durch das Reich der heilsamen Düfte!
Möge Ihnen mein Buch in vielen Lebens- und Notlagen
ein wertvoller Ratgeber sein!

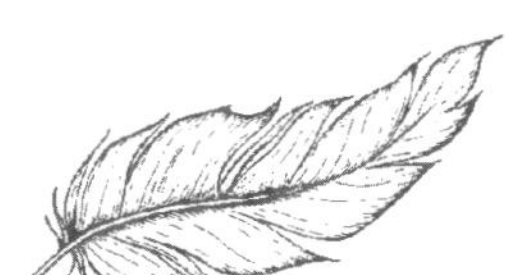

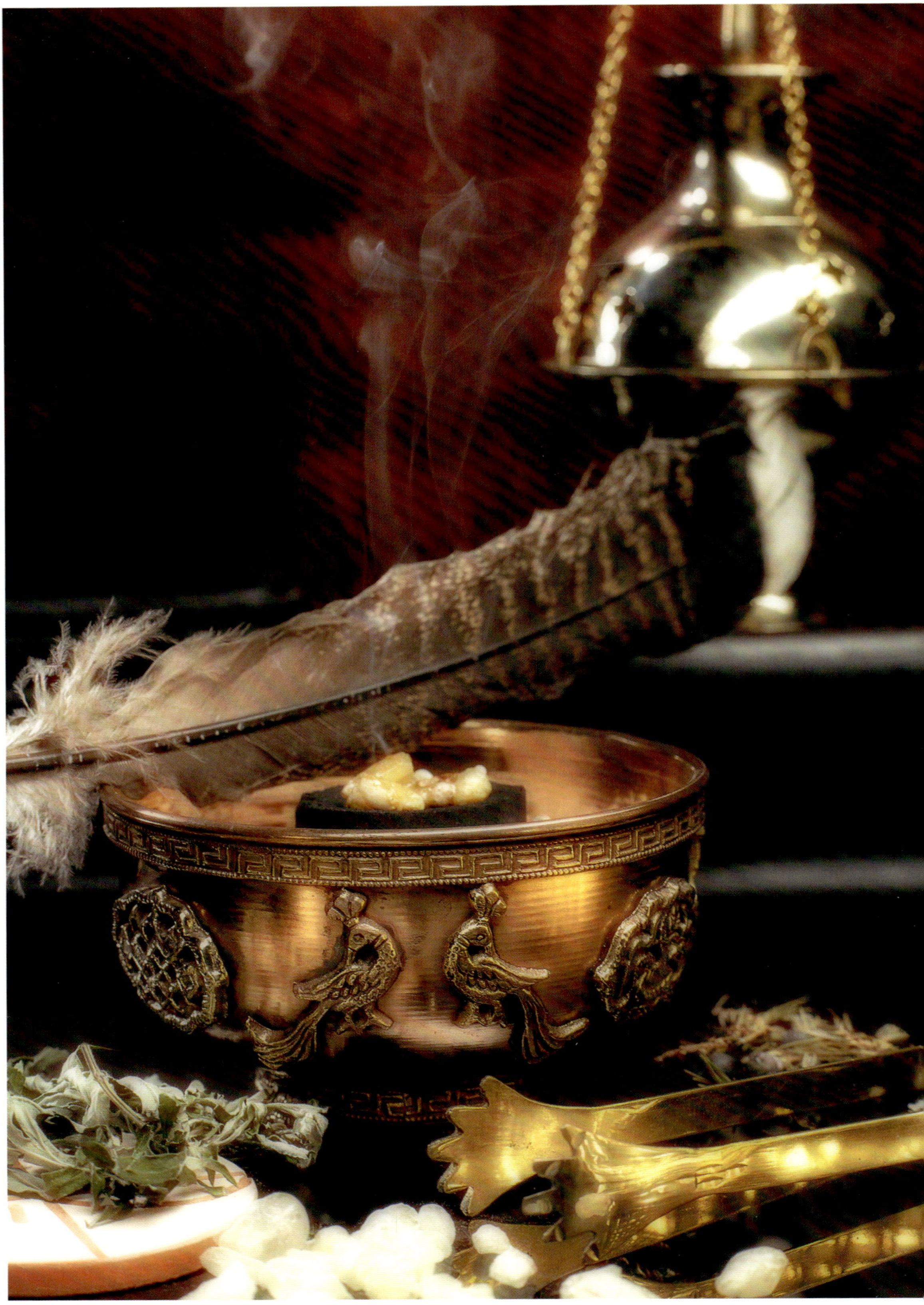

Zeitreise durch die Räuchergeschichte mit Schwerpunkt Europa

Mit dem Feuer kam der Rauch

Das Verräuchern von Harzen und Kräutern gibt es schon, seit die Menschheit begann das Feuer zu nutzen. In den alten Hochkulturen wurde schon vor Jahrtausenden geräuchert. Als Ursprung nimmt man an, dass unsere Vorfahren um das Feuer herumsaßen und vielleicht sogar eher zufällig duftendes Holz, Kräuter, Zweigspitzen, Samen und Rinden in das Feuer warfen. Dabei erlebten sie, dass der entweichende Duft wohltat, beruhigend oder belebend wirkte. Hielt man zum Beispiel einen Zweig Wacholderbusch in die Glut oder in die Flammen, verdampften seine ätherischen Harze, wodurch sich vielleicht der Husten eines Stammesmitgliedes beruhigte. So erkannten die Ahnen nach und nach, welche Wirkung bestimmte Kräuter und Harze beim Verbrennen haben. Zuerst mündlich und später auch schriftlich gaben die verschiedenen Kulturen ihr Wissen vom Räuchern auf der ganzen Welt weiter.

Genutzt wurde das Verräuchern von Naturstoffen einst, um den Duft in den Behausungen zu verbessern, Nahrungsmittel und Jagdbeute haltbar zu machen. Daneben verbreiteten sich Räucherrituale zu medizinischen, religiösen, magischen und Weissagungszwecken. Man räucherte, um Kleider und Körper zu parfümieren, und auch Wendepunkte des Lebens wie Hochzeiten, Taufen und Begräbnisse wurden beräuchert.

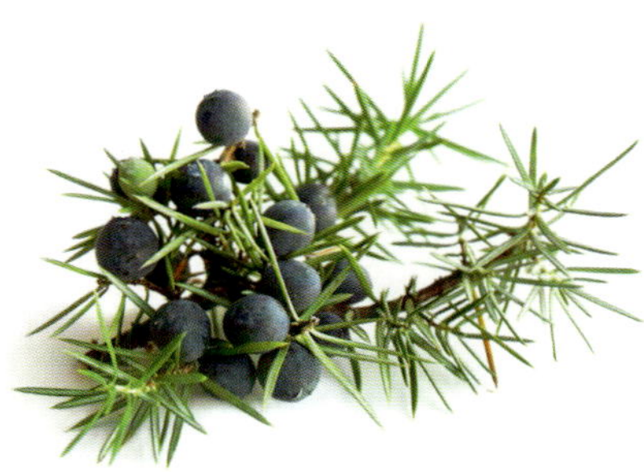

Von der alten Duftpost für Götter bis zur modernen Stressbremse

Bereits 3500 vor Christus wurde **im alten Babylon** zum Fest eines Gottes und für Weissagungen Weihrauch verbrannt. Man schickte mit dem Rauch Wünsche und Gebete gen Himmel, eine Art Duftpost für die Götter. Neben Salz und Gold waren in der Antike Räucherstoffe ein äußerst wertvolles Handelsgut.

Im alten Ägypten benutzte man den Weihrauch nicht nur für spirituelle und kultische Zwecke, sondern auch als Arzneimittel und in der Mumifizierung. Mit dem Rauch sandte man Botschaften an die Götter, kein Wunder, dass Räuchergefäße und Harze als Grabbeigaben der Pharaonen gefunden wurden. Vielleicht sollte der Rauch die Seele transportieren ...

Im antiken Griechenland wurden anfangs heimische Pflanzen wie Wacholder, Zeder oder Lorbeer verbrannt. Harze wie Weihrauch und Myrrhe kamen etwas später hinzu. Räucherstoffe und das Räuchern spielten zum Beispiel beim Tempelschlaf (griech. Enkoimesis) zu Heilzwecken eine Rolle. Hilfesuchende kamen in den Tempel eines Heilgottes oder suchten eine Orakelstätte auf, um dort im Traumschlaf Antworten auf ihre Fragen und Hinweise für eine wirksame Therapie oder auch direkt Heilung zu erfahren, sprich sich dort gesund zu schlafen. Der Heilschlaf war die wichtigste Methode etwa in den Heiligtümern von Asklepios, dem Sohn des Sonnen- und Orakelgottes Apollon. Asklepios galt als Gott der Heilkunst.

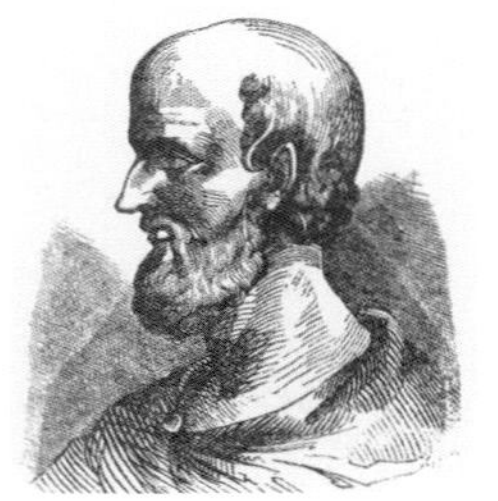

Hippokrates von Kos wendete „gewürzhafte Rauchwerke“ an.

Von 460–370 v. Chr. lebte **Hippokrates** von Kos, der als Vater der Medizin gilt und diese als Wissenschaft etablierte, in dem er sie erstmals in der Humoralpathologie (Viersäftelehre) systematisierte. Therapeutische Methoden und Anwendungen dieser Zeit waren zum Beispiel Ptisanen (Arzneitränke), Salben, Schröpfen, Kompressen, Zäpfchen, Räucherungen etc. Hippokrates scheint Räucherungen vorrangig bei Behandlungen von akuter Angina und Lungenkrankheiten angewendet zu haben. Es waren „gewürzhafte Rauchwerke“, etwa aus Kalmus, Ingwer, Kardamom oder wohlriechenden Hölzern.

Die alten Römer verbrauchten Räucherwerk in großem Stil. Es wurde in Opferzeremonien und zu Ehren der Götter, zu allen öffentlichen und privaten Feierlichkeiten geräuchert. Römische Kaiser ließen sich als „Herr und Gott" verehren und bestimmten per Gesetz, dass vor ihren Bildern regelmäßig ein Rauchopfer dargebracht werden sollte. „Per fumum" (durch den Rauch) wurden Bitten und Wünsche nach oben zu den Gottheiten geschickt. Nicht zuletzt diente das Verräuchern von Weihrauch bei diversen Festen dazu, den Kloakengestank zu vertreiben.

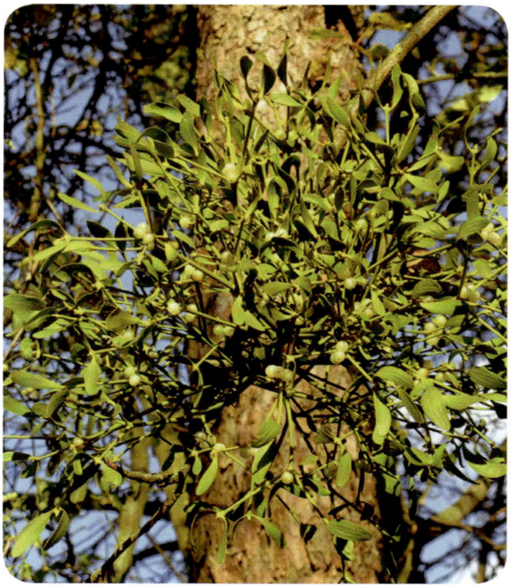

Die Kelten brachten auf ihren Hausaltären unterschiedliche Gaben und Rauchopfer für Götter, Ahnen und Naturgeister dar. Die Siedlungen hatten meist in der Mitte eine große Feuerstelle, an der zu rituellen Anlässen einheimische Pflanzen verbrannt und verräuchert wurden. Die wichtigste Ritualpflanze war das Bilsenkraut, auch Hexenkraut genannt. Es ist nach dem keltischen Orakelgott Belenos benannt und wurde von den Veleden (Seherinnen) als prophetische Pflanze verräuchert und von den Druiden genutzt, um mit den Naturgeistern in Kontakt zu treten. Bis in die Neuzeit hielt sich die Tradition, das Hexenkraut in den Raunächten zur Abwehr böser Geister und Verwünschungen zu verräuchern. Miraculix & Co, sprich die Keltenpriester oder Druiden, verehrten die Eiche und die Mistel, die auf ihr wuchs. Die Eichenmistel galt als die heiligste aller Pflanzen und wurde vielseitig verarbeitet. Verräuchert soll die Pflanze negative Schwingung in lichte, höhere Energie verwandeln. Sie soll aber auch das Nervensystem beruhigen und wunderbare Träume bescheren. „Druidenfuß, Heil aller Schäden" – die Mistel trägt viele Namen. Der Halbschmarotzer wächst „gegen die Zeit" und bildet im Winter giftige Früchte aus. Zur Wintersonnenwende schnitten die Druiden die Mistel mit goldenen Sicheln und fingen sie in weißen Tüchern auf, damit sie ja nicht den Boden berührte. Sie wurde zu Heil- und Zaubertränken verarbeitet. Ein Kuss unter dem Mistelzweig verspricht noch heute Liebesglück und Fruchtbarkeit. Ein Mistelzweig, am 21. Dezember geschnitten und über der Haustüre aufgehängt, soll Hof und Tiere vor Krankheit schützen und reiche Ernte bringen. Mit Misteln als „Donner- oder Hexenbesen" unter dem Dach will man Feuer fernhalten.

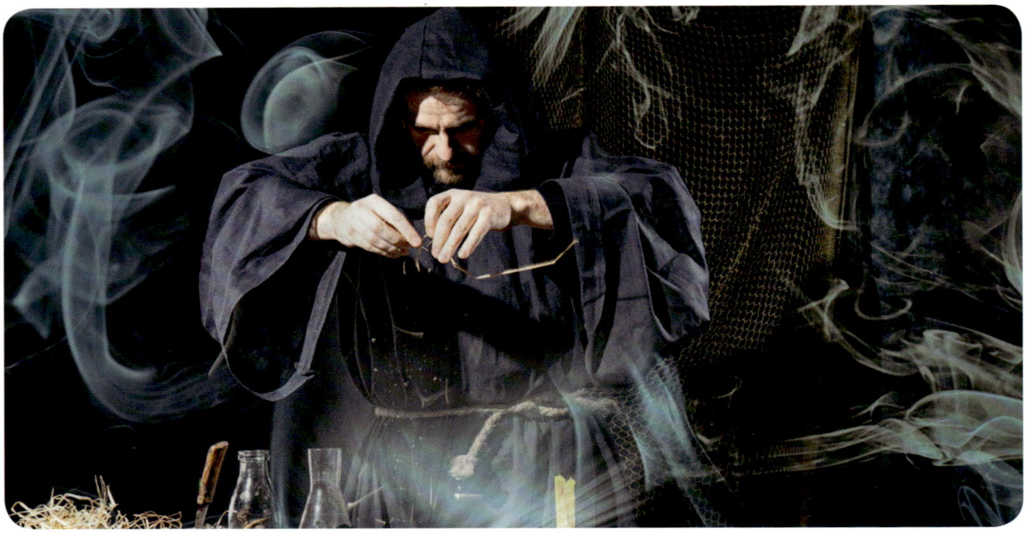

Der Naturhistoriker Plinius der Ältere verfasste in der Naturalis Historia Band XVI, 249–251 folgende Zeilen zum keltischen Mistelkult:

„Nichts hatten die Druiden, so nannten sie ihre Priester, was ihnen heiliger gewesen wäre, als die Mistel und den Baum, der sie trägt, … Es ist ein Zeichen vom Himmel, das gesandt wurde, und sie denken dies als einen Nachweis an, dass Gott selbst sich diesen Baum erwählt habe."

Mit der Christianisierung wurden kultische Räucherungen von Kelten und Germanen als heidnisch angesehen und verboten oder teilweise in christlicher Weise umgedeutet. Das gottesdienstliche Räuchern der Christen ist nicht nur von den Heiden entlehnt, man könnte den Ursprung dieses Rituals schon aus folgender Bibelstelle herauslesen: *„Nimm dir feine Duftstoffe, zu gleichen Teilen Stakteharz, Räucherklaue und Galbanum, andere Riechkräuter und reinen Weihrauch, füge etwas Salz hinzu und bereite daraus nach Salbenmischerart das reine und heilige Weihrauchopfer."* (2. Mose 30, 34 + 35)

Einige der keltisch-germanischen Rituale leben vor allem in Nordeuropa und auch im ländlichen Raum in unseren Breiten bis heute weiter. Man denke an die Raunächte zwischen Weihnachten und dem Dreikönigstag. In dieser Zeit seien die Tore zur Anderswelt geöffnet, hieß es. Mit der Räucherpfanne zog und zieht der Bauer durch Stall und Haus, um Mensch und Tier vor bösen Mächten und Krankheit zu schützen. Man warf anno dazumal auch geweihte Kräuterbüschel in die Glut und sprach dem aromatischen Duft reinigende und segnende Wirkung für Haus und Bewohner zu.

Rauchzeichen in der Traditionellen Europäischen Medizin

Im Mittelalter erwähnt beispielsweise die deutsche Äbtissin, Mystikerin und Naturwissenschafterin **Hildegard von Bingen** (1098–1179) die magische Kraft des Räucherns. So findet sich der Farn als Räucher- und Schutzkraut in ihrem medizinischen Werk „Physica" (12. Jh.), in dem sie die Heilkräfte der Natur beschrieb. Sie nutzte das Räuchern, um „Luftgeister" zu vertreiben und die Atmosphäre zu reinigen, wenn Klärung notwendig war. Dafür verwendete sie geriebenes Hirschhorn und Weihrauch, aber auch europäische Kräuter wie Beifuß, Wacholder, Angelikawurzel, Lavendel, Rosmarin, Salbei und Eisenkraut.

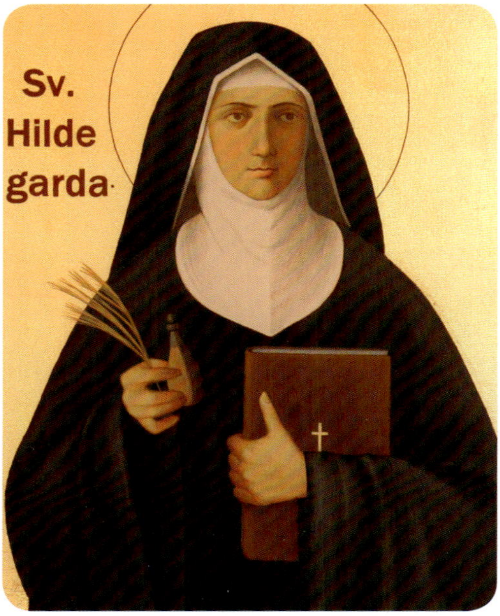

Bei Jähzorn empfahl Hildegard folgende Duftmischung: *„Und wer jähzornig ist, der nehme die Rose und weniger Salbei und zerreibe es zu Pulver. Und in jener Stunde, wenn der Zorn ihm aufsteigt, halte er es an seine Nase. Denn der Salbei tröstet, die Rose erfreut."* (Physica 1–22)

Auch für Schnupfennasen hatte die Äbtissin ein „gschmackiges" Rezept: *„Wenn man an starkem Schnupfen leidet, lege man Fenchel und viermal so viel Dill auf einen Dachziegel oder erwärmten Backstein und wende die Kräuter hin und her, dass sie dampfen, und atme den Duft durch Nase und Mund ein und esse dann die so auf dem Stein erwärmten Kräuter mit Brot. So verfahre man vier oder fünf Tage lang. Oder wenn es reichlich aus der Nase fließt, so mache Rauch aus dem Tannenholz und sauge dies durch die Nase ein und der Fluss wird gelöst und hört auf."*

Der Duft von Fichtenharz galt im Mittelalter in der Volksheilkunde als heilsam bei Seuchen; unbestritten ist heute die Wirkung des verräucherten Harzes der Nadeln und Zapfen zur Desinfektion und Reinigung von Räumen.

Hildegard von Bingen nutzte das Räuchern, um „Luftgeister" zu vertreiben und die Atmosphäre zu reinigen, wenn Klärung und Reinigung notwendig waren.

Der deutsche Arzt, Reformator der Medizin und Mystiker **Paracelsus** (1493–1541), eigentlich Philippus Aureolus Theophrastus Bombastus von Hohenheim, war einer der bedeutendsten Naturmediziner unserer Geschichte. Er behandelte den ganzen Menschen, nicht nur die Krankheit. Da hat er noch heute manchem modernen Mediziner etwas voraus ...

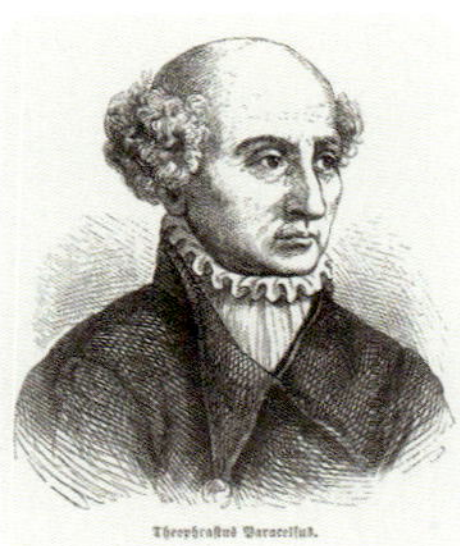

Theophrast Paracelsus, einer der bedeutendsten Naturmediziner unserer Geschichte.

Die Medizin nach Paracelsus fußt auf Natur- und Gotteskenntnis. Ein Arzt sollte um die verborgenen Kräfte der Natur, die in Blüten, Kräutern und Wurzeln steckt, wissen. Um einen Menschen ursächlich zu heilen, gelte es auch, den feinstofflichen Bereich zu finden, der Mitursache für sein Leiden sei. In puncto Räuchern hat Paracelsus zum Beispiel die Lavendelblüten als bewährtes Nervinum gelobt. Für ihn war jede Pflanze ein beseeltes Wesen: *„In jeder Pflanze und in jedem Stock wohnt ein Geist inne, der eine große Kraft verbirgt, die von der Materie nur festgehalten werde. Doch kann man, wenn man die Pflanze an ihrer Signatur genau erkenne, auf deren Heilkräfte schließen."*

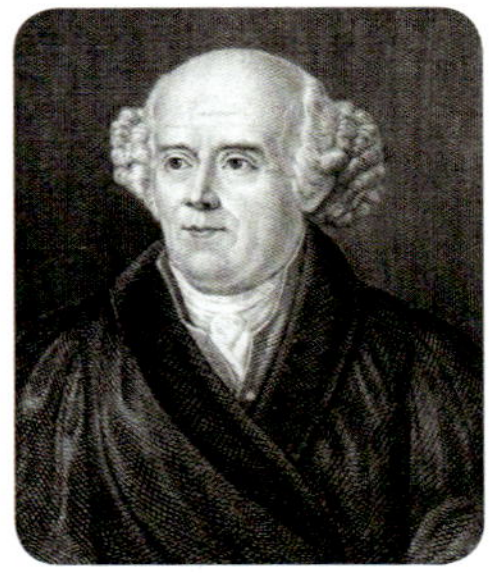

Samuel Hahnemann empfahl zum Schutz vor Krankheiten Pestessig zu verräuchern.

Dr. Samuel Hahnemann (1755–1843), bekannt als Begründer der Homöopathie, schrieb über den Pestessig, der in Zimmern zum Schutz vor der Krankheit zu verräuchern sei, mit dem man aber auch den Mund ausspülen und sich waschen solle: *„Man nehme Angelikawurzel, Baldrianwurzel, Pfefferminzkraut, Kamillenblumen, Wacholderbeeren, Lorbeeren, von jedem 1 Loth, orientalischen Safran, Kampfer, von jedem 1 Quäntchen, klein geschnitten und gestoßen (der Kampfer muss geschabt werden), übergieße es mit 6 Pfund gutem Weinessig, lasse es drei Tage lang bei geringer Wärme digerieren (= ziehen) und seihe alsdann die Flüssigkeit durch."*

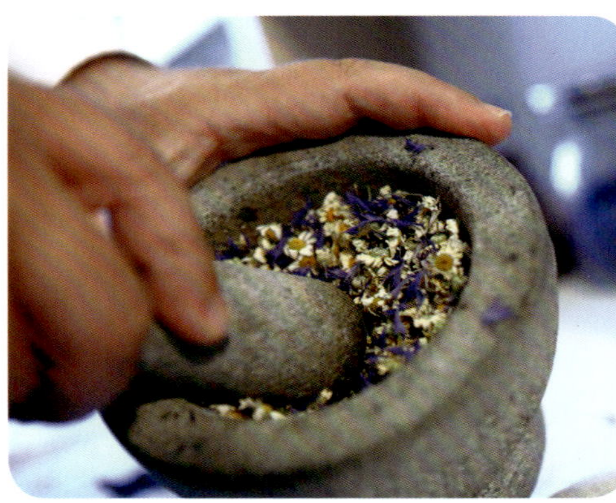

Pfarrer Sebastian Kneipp (1821–1897) empfahl bei einigen körperlichen Beschwerden, Wacholder zu verräuchern. In seinem Buch „Meine Wasser-Kur" schreibt er: *„Den Hausvater und die Hausmutter würde ich nicht loben, welche zwar ihr Fleisch, ihr Sauerkraut sorgfältig und fleißig mit Salz und Beeren vom Wacholderstrauche einmachen, welche pünktlich und ängstlich ihr Haus, ihre Wohnungen damit räuchern, die Hütte ihrer Seele aber, den Körper, vielfach im Staube und Moraste liegen lassen. Auch für diese viel wichtigere Hütte sollen sie des Jahres ein paarmal so ein Räucherfeuer, das reinigt und das Atmen erleichtert, anzünden."*

Pflanzendüfte
sind wie Musik für die Sinne
Aus Persien

Bis zum Zweiten Weltkrieg räucherte man mit dem desinfizierenden Wacholder und Salbei in Krankenzimmern von Spitälern. Mit der Hippie-Bewegung der späten 1960er Jahre kamen die Räucherstäbchen nach Europa, bis in die 1970er Jahre waren spezielle Räucherharze sogar in der Apotheke erhältlich und wurden ganz selbstverständlich zu Heilzwecken eingesetzt. So kam das Fichtenharz etwa bei Rheuma und Ausschlägen, Lärchenharz bei Erkrankungen der Atemwege zur Verräucherung.

Traditionelle Räucherrituale und -bräuche sind bei uns vor allem im ländlichen Raum und in den Alpenlandschaften lebendig. Die Rückbesinnung auf den (Heil)schatz der Natur hat seit den 1980er Jahren auch dem Räuchern zu neuer Aufmerksamkeit und Wertigkeit verholfen. Man räuchert heute im Jahreskreis und aus vielerlei persönlicher Motivation. Die Kraft der Pflanze und die menschliche Absicht vereinen sich in den Rauchzeichen. Jeder kann mit dem Verräuchern heimischer Pflanzen, Rinden und Harze reinigen, schützen, heilen, harmonisieren, segnen oder orakeln. Ich wage zu behaupten, dass jedem Räucherritual ein sinnlicher Zauber innewohnt – der tatsächlich hilft, den Alltag hinter sich zu lassen, beim Blick in Glut und Rauch zur Ruhe zu kommen, tief durchzuatmen, sich geborgen zu fühlen und sich zu erden.

„Mit Wind bekleidet, Feuer atmend,
in der Umarmung von Licht und Finsternis,
lasse ich mich hineingebären in den Erdenfluss."
Cambra Maria Skadé

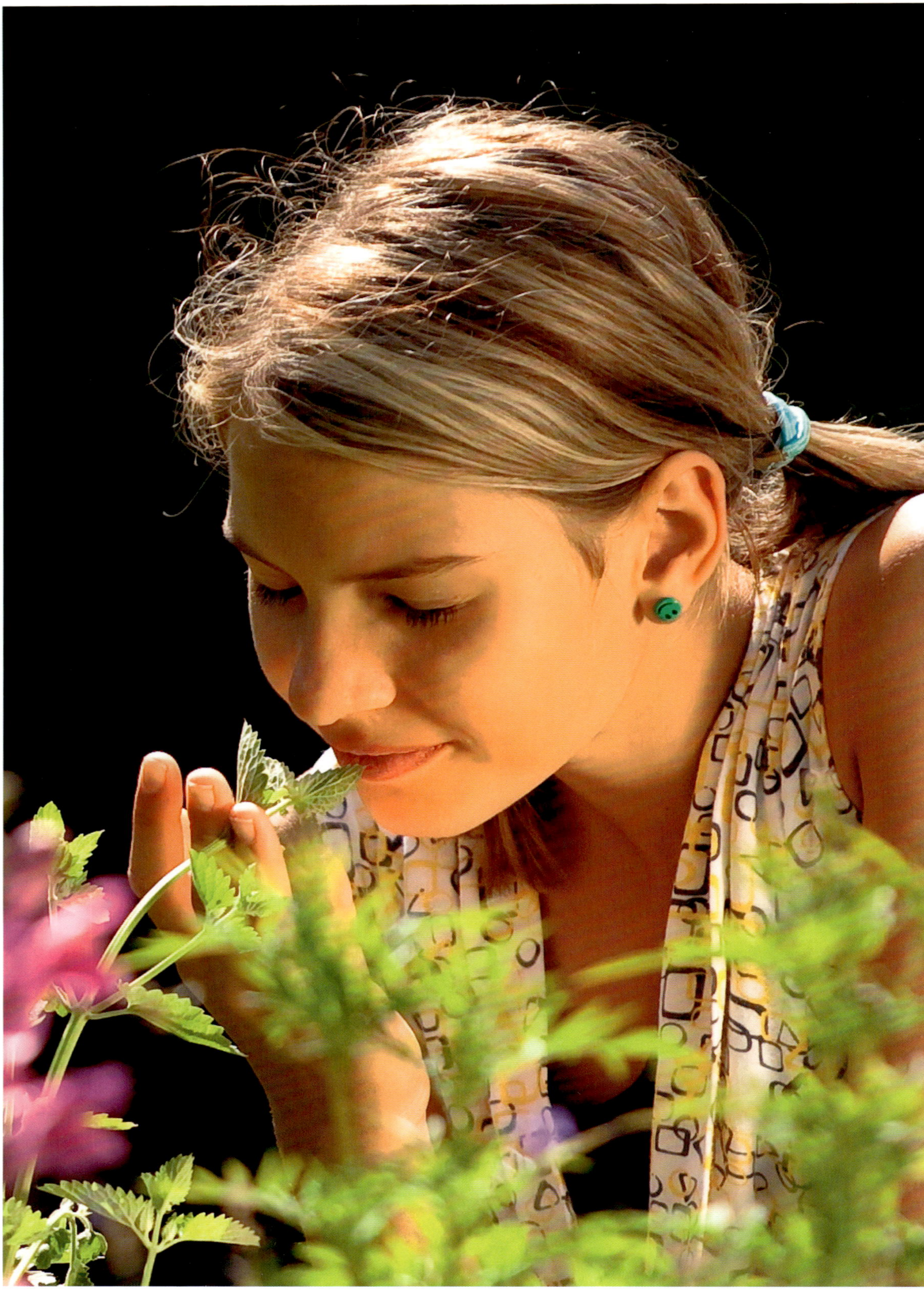

Immer der Nase nach

Der Geruchssinn, unser direkter Draht zum Gefühlszentrum

Man nehme eine Nase voll Lavendelaroma bei innerer Unruhe und verbessere seine Stimmung mit Zitrusdüften. Gerüche und Düfte prägen uns viel mehr, als uns bewusst ist – sie wirken direkt über das Gefühlszentrum und wecken Erinnerungen. Während visuelle, akustische und haptische Reize in der Großhirnrinde verarbeitet werden müssen, wirken Gerüche unmittelbar auf das limbische System, dort, wo Emotionen verarbeitet werden. Düfte sind eng mit Gefühlen, dem Erinnern und dem vegetativen Nervensystem verbunden. Sie sind maßgeblich daran beteiligt, ob Stress- und Sexualhormone tanzen, ob das Herz schneller oder langsamer schlägt, sie wirken auf Verdauung und Atmung sowie auf die Ausschüttung von Botenstoffen, die Schmerzen stillen, euphorisieren oder uns hellwach im Oberstübchen machen.

Der „stumme Sinn", wie der Geruchssinn genannt wird, den wir im multimedialen Zeitalter gerne vernachlässigen, ist unser ältester Sinn.

Wann denken wir an unsere Nase? Wenn wir sie voll haben oder selbstkritisch an ihrem Aussehen herumnörgeln. Dabei leistet sie sehr viel für unser Wohlbefinden:

- Sie kann uns das Leben retten, wenn sie uns zum Beispiel vor Feuer oder verdorbenen Lebensmitteln warnt.
- Sie sorgt dafür, dass wir Menschen in unserer Nähe haben, die wir im wahrsten Sinn riechen können.
- Nichts ist erinnerungsträchtiger als ein Duft: Der Schweiß des/der Geliebten auf der Haut, die salzige Meeresbrise, der Zimt-Lebkuchen-Duft zu Weihnachten, all das weckt Assoziationen und Gefühle in uns.
- Die Nase ist der eigentliche Feinschmecker, nicht die Zunge.
- Sie ist Teil des Immunsystems und verhindert, dass Krankheitserreger in den Körper gelangen. Außerdem filtert sie aus täglich rund 10.000 Litern eingeatmeter Luft auf dem Weg in die Lunge Dreck und Staub.

Wehwehchen mit Aromatherapie verduften lassen

Es ist wissenschaftlich erwiesen, dass Duftstoffe ätherischer Öle zum Beispiel die Leistungs- und Konzentrationsfähigkeit steigern und depressive Verstimmungen lindern können.

Pfefferminze
auf den Schläfen vertreibt Spannungskopfschmerz

Eukalyptus
hilft eine Erkältung zu lindern

Zimt, Salbei und Teebaumöl
haben antibiotische Kraft

Jeder Mensch hat ein eigenes Duftprofil, das mit dem Immunsystem und Hormonstatus zusammenhängt. Die Nase führt uns zu einem Partner mit einem Abwehrsystem, das sich stark von unserem eigenen unterscheidet. Das soll der Nachkommenschaft eine starke Immunkraft bescheren. Nimmt eine Frau die Pille, verändert sich, laut Studien, ihre Geruchswahrnehmung. Ob sie die Nase dann bei der Partnerwahl „im Stich lässt“, ist nicht erforscht. Dafür scheint erwiesen, dass Menschen, die ihren Geruchssinn verloren haben, signifikant häufiger über sexuelle Störungen berichten. Befragungen von Paaren, die sich getrennt hatten, ergaben, dass sie von Anfang an der Geruch des Partners „gestört“ hat.

Apropos Duftlockstoffe: Napoleon Bonaparte soll nach einem Feldzug eine Depesche an seine Joséphine geschickt haben mit den Worten: „Wasch dich nicht, ich komme …“

Die Nase gut pflegen

Stärkende Nahrung: Vitamin A hält die Schleimhaut der Nase feucht; Vitamin B_3 und B_6 brauchen wir für die Zellteilung, sodass genügend Riechzellen vorhanden sind; Vitamin B_{12} regeneriert und erneuert die Schleimhautzellen; fehlendes Zink kann bis zum Verlust des Geruchs- und Geschmackssinns führen.

Freie Nase: Eine Spülung mit physiologischer Kochsalzlösung schützt vor Erkältung. Wer regelmäßig spült, senkt sein Erkältungsrisiko laut Untersuchung an der Medizinischen Hochschule Hannover um 25 Prozent. Dazu in 200 ml lauwarmem Wasser einen halben Teelöffel Meersalz auflösen und mit einem

Nasenloch hochziehen, sodass das Wasser beim anderen wieder rausläuft. Dann mit dem anderen Nasenloch.

Öl gegen trockene Nasen: Ist die Schleimhaut angegriffen, bilden sich Krusten. Morgens einen Tropfen gereiftes Sesamöl in jedes Nasenloch geben und aufziehen, das reinigt die Atemwege. Auch das morgendliche Ölziehen wirkt befreiend und pflegend auf Nase und Nebenhöhlen: rund fünf Minuten lang Sesam- oder Olivenöl durch Mund und Zähne ziehen, dann ausspucken.

Der unterschätzte und sehr leistungsstarke Sinn

Es ist die Nase, die ein Neugeborenes zur Mutterbrust führt, weil es die Milch riecht. Auch wenn wir rund 20 Prozent der Informationen aus der Umwelt mit dem Geruchssinn wahrnehmen, ist die moderne Welt von visuellen Reizen geprägt. Unser „stummer Sinn" ist erst relativ kurz Gegenstand intensiverer Forschung. Seit Anfang der 1990er Jahre beschäftigen sich Molekularbiologen, Genetiker, Neurologen und Computerexperten mit der Nase. Im Jahr 2004 erhielten die amerikanischen Wissenschafter Linda B. Buck und Richard Axel den Nobelpreis für Medizin für die Erforschung der Riechrezeptoren. Allmählich wird klarer, auf welchen Wegen der Duft ins Gehirn gelangt, dort beurteilt, entschlüsselt und gespeichert wird.

Mittlerweile können auch künstliche Nasen hergestellt werden, zu deren Einsatzfeldern etwa die medizinische Diagnostik von Diabetes zählt, weil sich im Atem von Zuckerkranken Aceton erschnüffeln lässt. Die elektronische Nasentechnologie (ENT) könnte in der Lebensmittelindustrie und als intelligenter Brandmelder Karriere machen, weil sie Ausgasungen von Materialien erkennt, noch bevor es zu einem Schwelbrand oder Entflammen kommt. Aber keine Angst: Die Experten sind sich einig, dass die menschliche Nase zum Beispiel in der Wein-, Gewürz- oder Parfumbranche nicht ausgedient hat.

Jeder Mensch hat bei bestimmten Düften sofort ein Bild oder Gefühl im Kopf. Übrigens zeigten Befragungen, dass der Duft nach frisch geschnittenem Gras oder einer Wiese zu den beliebtesten zählt. Studien belegen, dass Probanden, wenn sie einem angenehmen Geruch ausgesetzt sind, Gesichter attraktiver bewerteten. Schönheit liegt also nicht nur in den Augen, sondern auch in der Nase des Betrachters. Jeder Geruch hat auf jeden Menschen eine ganz spezielle Wirkung.

„Das beste Gedächtnis hat bekanntlich die Nase"

Kurt Tucholsky

Was gut schmeckt, entscheidet die Nase

Der Geschmackssinn ist ohne unseren Geruchssinn beinahe hilflos. Rund 80 Prozent des Geschmackserlebnisses läuft über die Nase. Die Zunge kann über die Geschmacksqualitäten süß, sauer, salzig, bitter und umami entscheiden und das war's auch schon. Das ausschlaggebende Urteil über den Geschmack einer Speise fällt die Riechschleimhaut durch die Duftmoleküle, die nicht nur als Aroma, sondern durch einen „Kamin" vom hinteren Teil des Mundes über den Gaumen in die Nase ziehen.

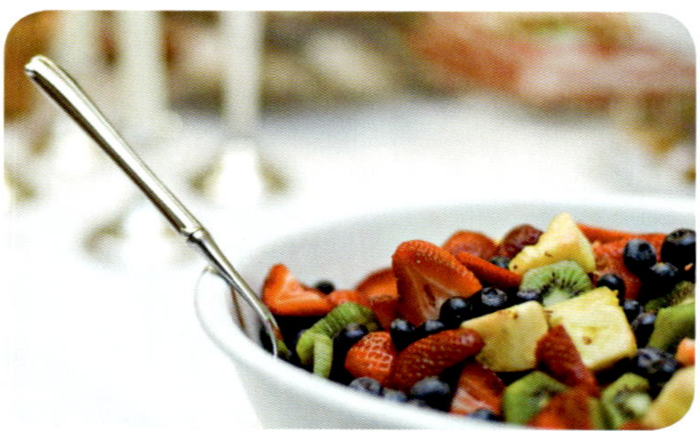

Entscheidend für das Entstehen der Empfindung „schmeckt gut" oder „schmeckt schlecht" ist die Ausbildung eines individuellen **Geschmackserkennungs-Gedächtnisses**. So registriert das Gehirn den Wohlgeschmack einer sättigenden Speise zum Beispiel als Belohnung, die über den kalorischen Wert hinausgeht. Diesen Genuss möchte man dann öfter erleben. Löst eine Mahlzeit dagegen Magenschmerzen oder Übelkeit aus, führt dies zu einer Aversion, die abgespeichert wird. Viele äußere Einflüsse bestimmen diese Entwicklung mit. Gibt man Kindern früh frische, saisonale und unbehandelte Lebensmittel, werden ihnen diese auch später schmecken. Bekommen sie dagegen Fertigprodukte mit Geschmacksverstärkern und stark gesüßte Säfte, wird ihr Geschmack eher in diese denaturierte Richtung geschärft.

In diesem Zusammenhang ist es aber auch wichtig anzumerken, dass manche Aversionen deshalb entstehen, weil der Körper von bestimmten Lebensmitteln krank wird oder sie ihm nicht guttun, wie etwa bei Lebensmittelintoleranzen. Wer eine natürliche Abneigung gegenüber allem Süßen hat, der könnte eventuell eine Fruktoseintoleranz haben.

Unser Geschmacksgedächtnis sollte von Kindesbeinen an möglichst viele Geschmäcker erleben, um richtig konditioniert zu werden. So bekommt die Empfehlung der Ärzte, für eine abwechslungsreiche, ausgewogene, saisonale und naturnahe Kost zu sorgen, noch mehr Gewicht.

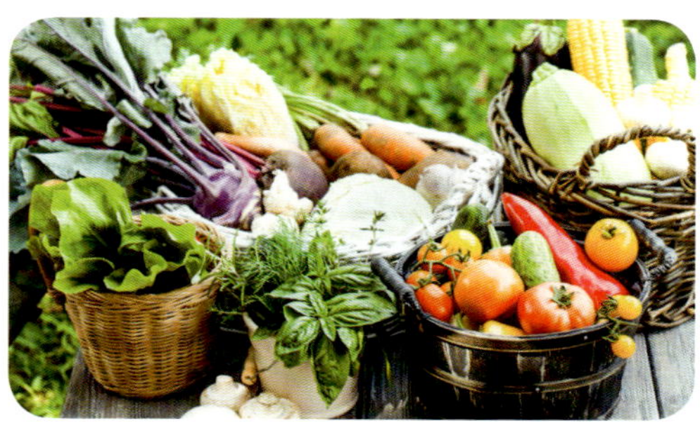

Vom Duftmolekül zum komplexen Duft

Düfte sind komplex und bestehen aus vielen Einzelkomponenten. Der Geruch von Schokolade zum Beispiel hat rund 500 Komponenten, ein exquisiter Rotwein bringt es auf 700 chemische Signale, die unser Riechorgan fordern. Man schätzt, dass wir mehr als 10.000 Düfte unterscheiden können. Neueste Forschungen meinen, dass es noch viel mehr sind. So betörend mancher Duft auch sein mag, in vielen Fällen fehlen uns die Worte, um den Duft zu beschreiben.

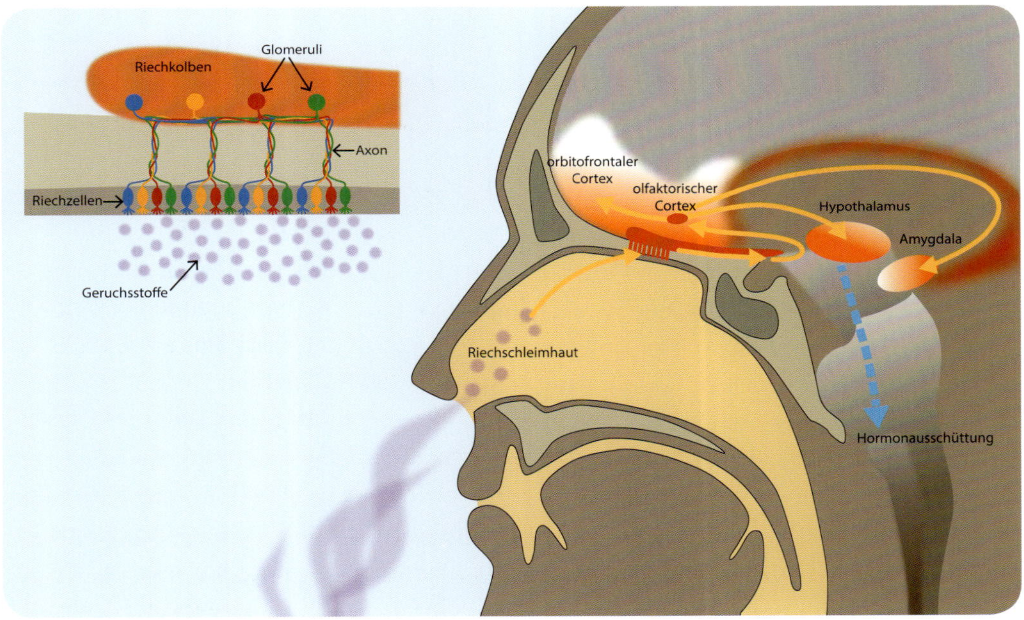

Medizinische Details zum Riechvorgang

- Mit der Atemluft gelangen Duftmoleküle zur Riechschleimhaut, in der sich rund 30 Millionen Riechzellen befinden. Die Reichschleimhaut ist ungefähr so groß wie eine Briefmarke. In der Membran der Zellen sitzen etwa 350 Rezeptoren.
- Die Duftmoleküle docken an bestimmten Rezeptoren an und senden ein Signal an einen Glomerulus im Riechkolben. Die Glomeruli sammeln die Signale von Zigtausenden Riechzellen.
- Der Riechkolben leitet das Signal an den olfaktorischen Kortex weiter, wo der Reiz genauestens analysiert wird.
- Einerseits wird der Riechreiz dann an den orbitofrontalen Kortex des Großhirns weitergeleitet, wo er mit anderen Eindrücken von Gehör-, Geschmacks- und Tastsinn zu einer Gesamtempfindung zusammengesetzt wird.
- Andererseits werden aber auch Hypothalamus und Amygdala vom Duft informiert. Die Amygdala oder das limbische System verknüpft den Duft mit Emotionen und trägt zur Bewertung des Dufts bei. Der Hypothalamus steuert das Hormonsystem und so vermutet man, dass etwa Pheromone über diesen Weg die Ausschüttung bestimmter Hormone beeinflussen.

Riechstörungen beeinträchtigen die Lebensqualität

Die Riechzellen bilden sich alle 30 Tage neu und Geruchssinn lässt sich trainieren. Im Alter allerdings lässt die Erneuerungsfähigkeit nach und eventuelle Riechstörungen durch Krankheiten oder Umwelteinflüsse halten länger an. Strahlentherapie bei Krebs, Kopfverletzungen oder die Folgen eines Schlaganfalls können das Riechen dauerhaft schädigen. Eine Riechstörung kann Morbus Parkinson oder die Alzheimer-Krankheit anzeigen und auch Depressive riechen oft schlechter.

Andere Gründe für Riechstörungen:

- Zink- oder Vitamin-A-, -B_3-, -B_6-, -B_{12}-Mangel
- Diabetes und Bluthochdruck
- Blinde Nasen: Geruchsblindheit (Anosmie), das völlige Fehlen des Geruchssinns kommt bei ein bis zwei Prozent der Bevölkerung vor. Häufiger sind partielle Anosmien. So können etwa zwei Prozent der Menschen zum Beispiel Schweiß nicht riechen. Anosmien entstehen nach Virusinfektionen oder durch Lösungsmittel, Schwermetalle, Medikamente, Allergien etc. Ist die Ursache bekannt, kann man sie meist gut behandeln.
- Auch Stress beeinflusst das Geruchsempfinden. In der Hektik riecht man selektiv und bevorzugt süße Düfte, weil sie dabei helfen, Stress besser auszuhalten.
- Geruchshalluzination vor Migräne und Schlaganfall: Sehstörungen (eine sogenannte Aura) kündigen bei vielen Menschen einen Migräneanfall an. Doch nicht nur die visuelle, auch die olfaktorische Wahrnehmung kann fehlgeleitet sein. Manchen Migränikern „stinkt" die Umgebung vor dem Anfall – sie nehmen vor allem Gerüche von Faulendem oder Verbranntem wahr.
- Schlechter Geruchssinn – ein Anzeichen für den nahenden Tod: Eine Studie an der Universität von Chicago ergab, dass Menschen, die bestimmte Gerüche wie etwa Pfefferminz, Orange, Fisch, Rose und Leder sehr schlecht erkennen können, ein signifikant höheres Risiko haben, in den nächsten fünf Jahren zu sterben. Der Geruchsverlust verursacht den Tod nicht direkt. Vielmehr ist er wahrscheinlich ein Anzeichen dafür, dass im Körper andere gesundheitliche Probleme vorliegen, die den Geruchsverlust verursachen.

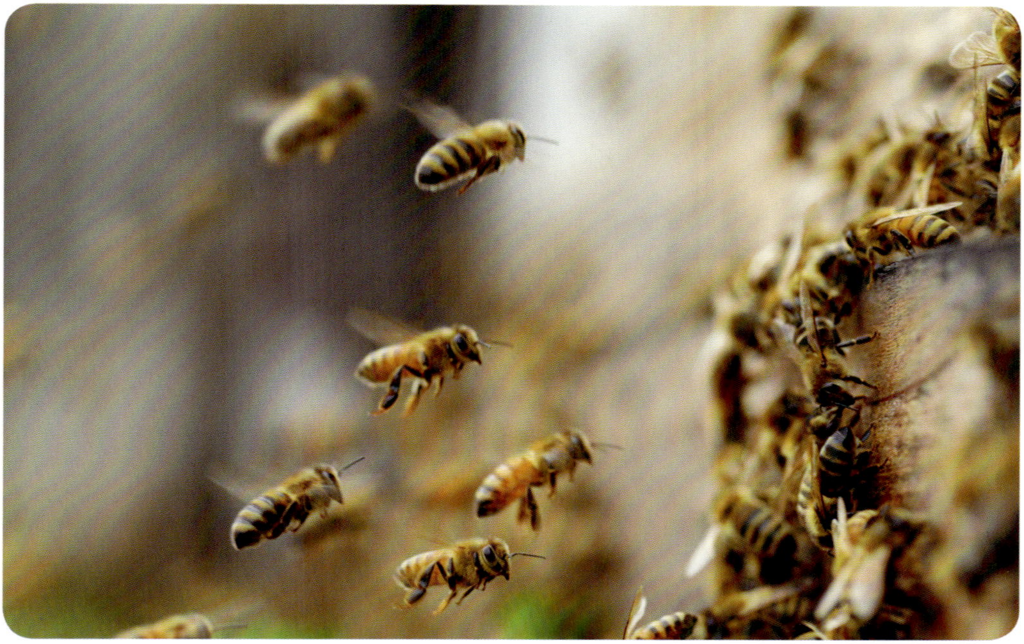

Tierische Meisterschnüffler

Der Mensch ist tierischen Meisterriechern unterlegen. Die Schnüffelnase einiger Hunderassen ist in der Geruchsempfindlichkeit um das Millionenfache empfindlicher. Nicht umsonst sind Rex & Co unsere Helfer, wenn es darum geht, Drogen, verschüttete Personen, Sprengstoff etc. zu erriechen.

Bienen zum Beispiel benutzen Pheromone (Duftstoffe), um miteinander zu kommunizieren. Mit einem olfaktorischen System auf ihren Fühlern entschlüsseln sie Nachrichten. Die Bienen eines Volkes erkennen einander am Geruch, jeder fremd riechende Eindringling wird sofort aus dem Bienenstock geworfen.

Fazit:

Unser Geruchssinn eröffnet uns ein sinnliches Genusstor zur Welt. Welcher Satz könnte das eindrucksvoller verdeutlichen als Marilyn Monroes Antwort auf die Frage, was sie nachts im Bett trage? „Einen Tropfen Chanel Nr. 5 …“

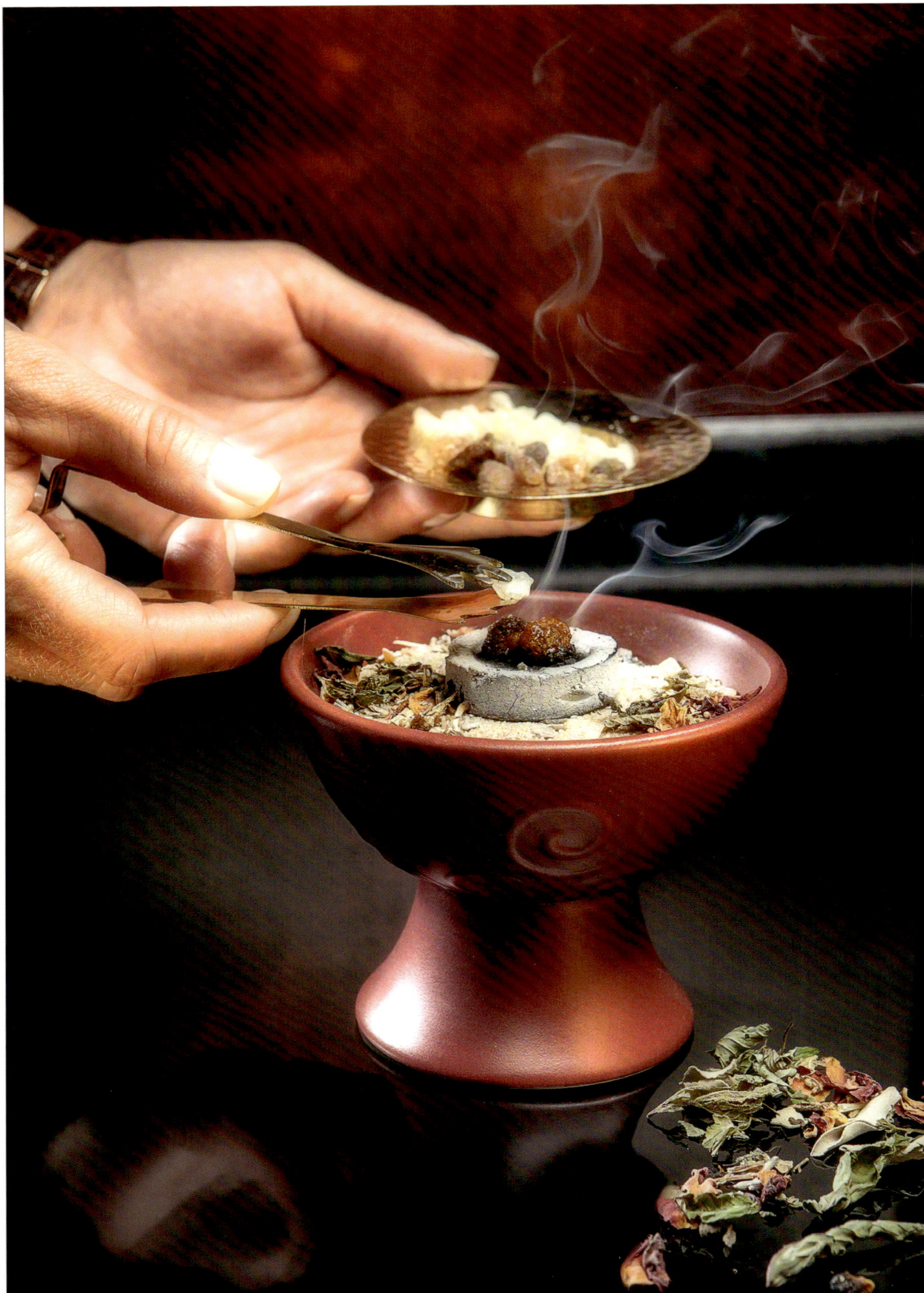

Aus der Räucherpraxis

Je nach Vorliebe, Thema, Jahreszeit, Räucherwerk und Ritual kann man unterschiedlich räuchern. Man nehme eine feuerfeste Schale mit Sand, drücke zum Beispiel trockene Blätter des Weißen Salbeis zu einem Bällchen zusammen, lege sie auf den Sand, zünde sie an und fächle Luft zu – flugs steigt eine Duftwolke auf, die die Raumluft reinigt und wohltut. Doch auch andere Räucherwege führen zum angestrebten Ziel. Ich selbst wähle meine Räucherart je nach Thema und Stimmung.

Räucherkerzen

(Räucherkegel)

Räucherkerzen gehen in Europa, insbesondere in Deutschland, auf die Verwendung von Weihrauch in der kirchlichen Tradition zurück. Im Erzgebirge etwa verräuchert man die „Weihrichkarzl“, um Räume zu beduften. Der Duft der Kegel ist intensiver als jener von Räucherstäbchen. Immer werden dabei die Kegel an der Spitze angezündet und auf einer feuerfesten Unterlage verbrannt.

Selbstgemacht: *Grundsätzlich können Räucherkerzen aus natürlichen Materialien wie Kräutern, Hölzern oder Harzen selbst hergestellt werden. Mischt man Harze und Pflanzen, soll die Menge der*

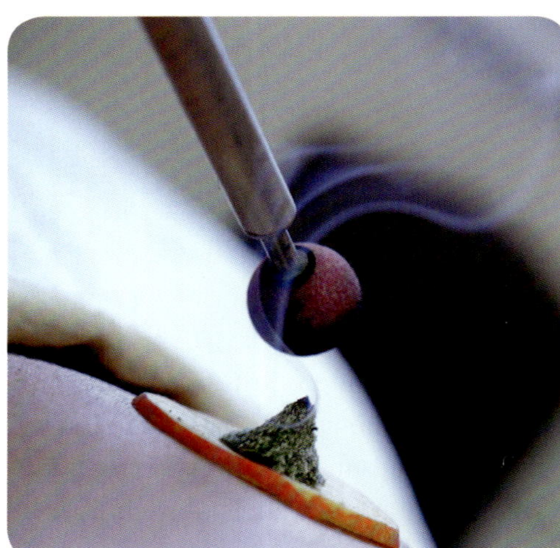

Räucherkegel duften intensiver als Räucherstäbchen

Kräuter mindestens doppelt so groß sein wie jene der Harze. Die Zutaten vorher am besten in einem Mörser zerstampfen. Als Bindemittel kann man Wasser, Kartoffelmehl und eventuell ein wenig Zucker verwenden. Mehl und Wasser in einem Kochtopf erhitzen und klumpenfrei verrühren. Unter ständigem Rühren eindicken, zum Schluss noch den Zucker unterrühren und die Masse abkühlen lassen. Den Kleister mit der Kräuter- und Harzmischung vermengen, einen Kegel formen und diesen gut austrocknen lassen.

Selbst hergestellte Kräuterkerzen, -kegel oder -hütchen wenden Therapeuten im 1. Zentrum für Traditionelle Europäische Medizin in Bad Kreuzen nach dem Vitalitätsrezept der Klostermedizin wie folgt an: Glimmende Kräuterhütchen werden auf Reflexpunkte des Körpers aufgesetzt und verbreiten dort wohlige Wärme. Dies bedeutet einen energetischen Kick, der vor allem stimulierend auf das Immunsystem wirkt.

Weihrauchbrenner

(Räucherstövchen)

Wer nicht mag, dass es allzu stark raucht und eventuell nach verbrannter Kohle riecht, kann für das Raumräuchern einen Weihrauchbrenner, auch Räucherstövchen genannt, verwenden. Er funktioniert ähnlich wie eine Duftlampe. Man zündet das Teelicht an und gibt die Kräuter oder Harze direkt auf das Edelstahlsieb über dem Stövchen.

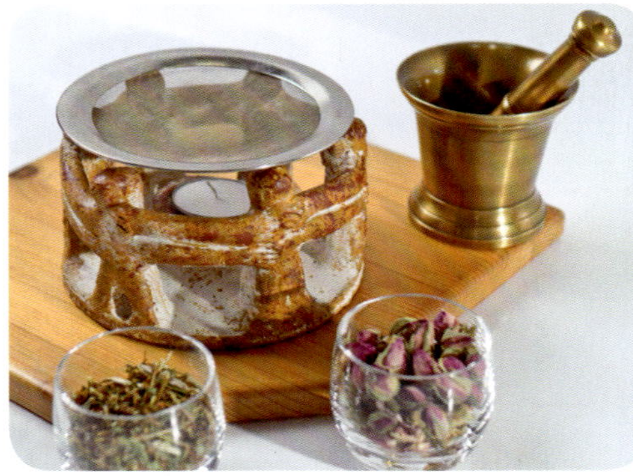

Mein Tipp: Sie können auf das Edelstahlsieb ein ausgebranntes Teelicht stellen und die Kräuter dort hineinlegen oder das Räucherwerk auch auf Alufolie auf das Gitter legen, was zwei Vorteile hat: Die Duftentfaltung ist um eine Spur dezenter und das Gitter verklebt durch die Harze nicht.

Räucherbuschen

Rund um die Sommersonnenwende (21. Juni) und den Johannistag (24. Juni) schwärmen Wildkräutersammler und Heilkräuterkundige aus, um die sogenannten Johanniskräuter für den Kräuterbuschen, der am 15. August zu Maria Himmelfahrt geweiht wird, zu sammeln. Der Johannistag gilt als Tag der „Heilkräfte“: Heilpflanzen, die man an diesem Tag sammelt, sollen besonders intensiv wirken. Zu den Johanniskräutern zählen neben dem Johanniskraut zum Beispiel Margerite, Arnika, Bärlapp, Beifuß,

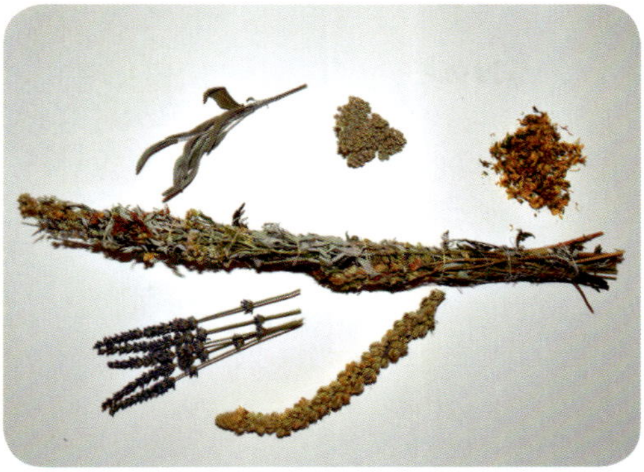

Zum Binden des Kräuterbuschen verwendet man Baumwoll- oder Hanffäden

Eisenkraut, Kamille, Königskerze und Ringelblume.

Einst war es Brauch, mit einem Gürtel aus Beifuß um das Johannisfeuer zu tanzen, ihn dann ins Feuer zu werfen, um symbolisch für das nächste Jahr vor allen Krankheiten geschützt zu sein.

Vom Binden bis zur Weihe am Großen Frauentag

Alle bis zum 15. August gesammelten Kräuter werden einige Tage davor zum Kräuter- oder Räucherbuschen gebunden. Die Zeit vom 15. August, dem Großen Frauentag, wie Maria Himmelfahrt auch genannt wird, bis zum 8. September, Maria Geburt, nennt man Frauendreißiger, die wichtigste Kräutersammelzeit des Jahres. Wie bei den oben genannten Johanniskräutern übertreffen Heilpflanzen, die während dieser Zeitspanne gesammelt werden, alle anderen Kräuter an Kraft.

Zum Binden des Kräuterbuschens verwendet man Baumwoll- oder Hanffäden. Man umwickelt die Kräuter, damit das Bündel später beim Verglimmen gut zusammenhält. Am besten bindet man zu zweit: Einer ordnet und hält die Kräuter, der andere bindet. Die Königskerze bildet die Mitte, rundum zurrt man alle anderen Heilpflanzen fest. Der Buschen muss auf jeden Fall eine heilige oder magische Zahl an Kräutern beinhalten: 7, 9, 12, 15 oder 19. Es gab auch Buschen mit 77 verschiedenen Kräutern. Der 9er-Buschen besteht etwa aus Johanniskraut, Schafgarbe, Baldrian, Arnika, Königskerze, Kamille, Wermut, Pfefferminze und Tausendgüldenkraut. Je nach Gegend variierten die Kräuter der Buschen.

Mein Tipp: Alle paar Zentimeter einen Knopf in den Bindfaden machen, sonst geht der Räucherbuschen auf wie ein Fächer.

Schutz gegen Krankheit und bei Unwetter

Laut Volksbrauch wurde der Buschen früher nach der Weihe mit den Blüten nach unten im Herrgottswinkel der Bauernstube zum Trocknen aufgehängt und sollte vor Gewitter und Krankheit schützen. Seine Kräuter galten als Hausapotheke und wurden bei Bedarf abgezupft: Bei schweren Gewittern wurden einige geweihte Kräuter ins offene Feuer geworfen, um Blitze und Unwetter abzuwehren; wenn das Vieh krank war, wurden geweihte Kräuter ins Futter gemischt; bei kranken Menschen verarbeitete man die Kräuter zu Tee oder mischte sie mit Weihrauch und verräucherte sie.

Mein Tipp: Persönlich verwende ich die Räucherbuschen sehr gerne für Reinigungsrituale: Man kann Menschen ab- und Räume ausräuchern. Den Buschen an einer Kerzenflamme anzünden; ich wedle langsam mit ihm, damit er gut glimmt. Eine Tonschale mit Sand halte ich darunter und fange das verglimmte Pflanzenmaterial darin auf. Ich verwende den Buschen auch gerne bei Räucherritualen in der Natur. Am Ende tupfe ich ihn im Sand der Schale aus, bis er gelöscht ist. Den Buschen kann man mehrmals verwenden.

Räucherkohle

Für das persönliche Räucherritual braucht man nur wenige Utensilien: Kohle, ein Räuchergefäß (Pfanne, feuerfester Topf oder Schale) sowie eine Feder, einen Mörser, Sand, eine Holzkohlenzange und Weihrauchbesteck oder einen Löffel.
Die Räucherzutaten verkörpern alle vier Elemente: Der Sand symbolisiert das Element Wasser, die glühende Kohle das Feuer, der Rauch die Luft, die Räuchersubstanz die Erde. Bis in die Neuzeit hinein sprach man in Europa von fünf Elementen: von Wasser, Feuer, Luft, Erde und dem feinstofflichen Äther (= der Quintessenz). Diese Elemente finden sich nicht nur in der TEM, sondern auch als naturphilosophische Grundlage der Traditionellen Chinesischen Medizin (TCM) sowie des altindischen Ayurveda.

Und so wird's gemacht: *Den Sand gibt man in das Gefäß; er sollte aus dem Meer oder einem Fluss kommen und nicht chemisch behandelt sein. Er sorgt dafür, dass das Gefäß nicht überhitzt und verschmutzt wird.*

Mit der Zange nimmt man die Räucherkohle und hält sie mit der scharfen Oberkante direkt in die Flamme einer Kerze oder eines Feuerzeugs. Ich bevorzuge die Holzkohletabletten mit Selbstzünder, weil ich es gerne zweckmäßig und einfach habe. Ich weiß, dass die mit selbstzündendem Salpeter getränkte Räucherkohle als „ungesund" diskutiert wird. Ich denke aber, wie bei so vielem, macht auch hier „die Dosis das Gift". Die angezündete Kohle zuerst senkrecht in den Sand stellen, später hinlegen, damit die Glut sich vollends ausbreiten kann. Wenn die Kohle

Mit der Zange die Kohle über eine Kerze halten, bis sie zündet.

Kohle auf das Sandbett in einer Schale legen und warten, bis sie durchglüht. Eventuell mit Luft fächeln.

Legen Sie mittig das Räucherwerk auf die Kohle oder mit der Zange ein kleines Stück Harz.

Verklimmtes Räucherwerk mit dem Löffel entfernen und neues auflegen.

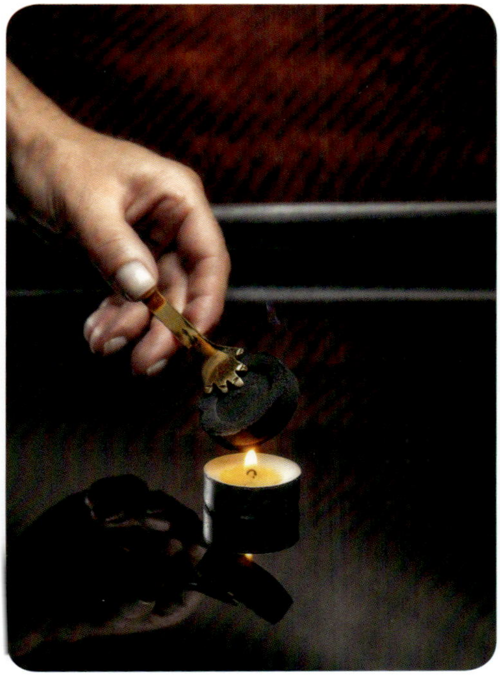

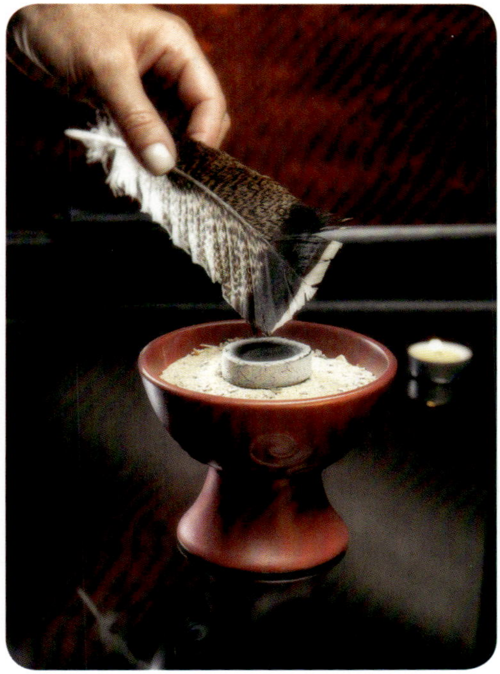

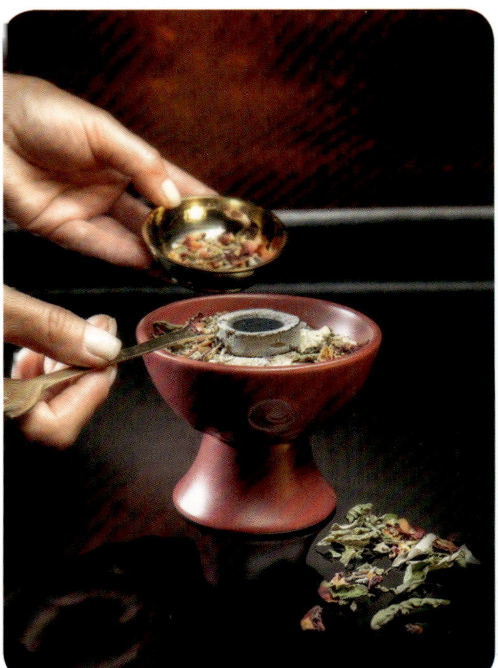

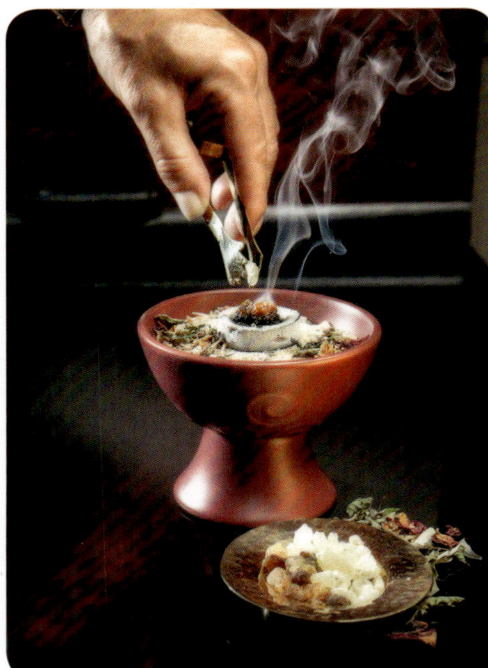

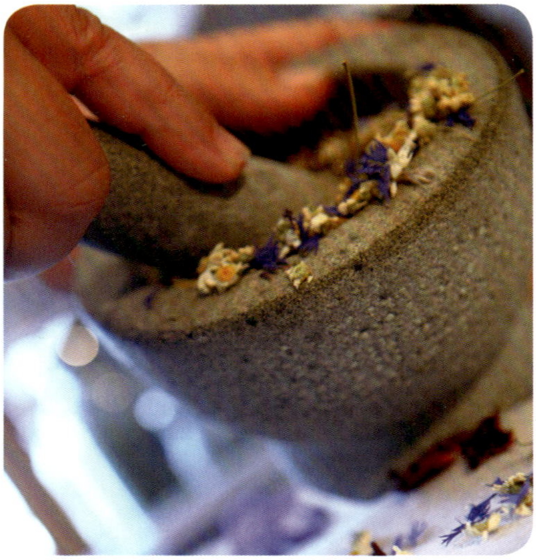

Duftende Kräuter und Harze sorgen für Entspannung und Wohlbehagen

durchgängig glüht, sprich sie als Ganzes grau ausschaut, legt man die zuvor im Mörser zerkleinerten Kräuter und Harze darauf.

Mein Tipp: Für ausgedehnte Rituale und wenn es mir möglich ist, nutze ich die Glut von Holz aus dem Herd – in meinem Fall aus dem Kachelofen.

Zunder als Kohlenersatz

Als Kohlenersatz für sanfte Räucherungen eignet sich der Zunder, weil er nicht ganz so heiß wird wie die Kohle. Er wird aus dem Zunderschwamm, einer Pilzart, die auf geschwächten Bäumen wächst, gewonnen. Zunder war das Feuerzeug unserer Ahnen. Kein Wunder, dass Ötzi, die Eismumie aus der Jungsteinzeit, die 1991 im Similaun-Gletscher gefunden wurde, in seiner Gürteltasche Zunder und Spuren von Pyrit mittrug. Apotheken verkauften Zunder als Wundschwamm bis ins 19. Jahrhundert als blutstillende Wundauflage.

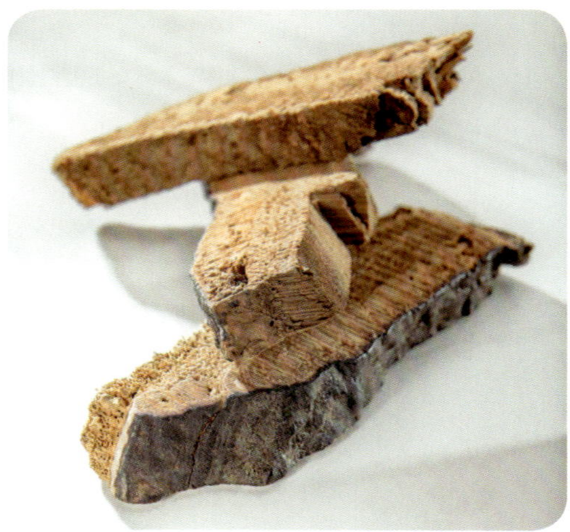

Mein Tipp: Schneiden Sie den Zunder in Scheiben auf und kochen Sie diese in Wasser oder legen Sie die Stücke in eine Salpeterlösung. Danach Scheiben abtrocknen und mit einem Fleischklopfer weich klopfen. Über mehrere Tage an einem luftigen und warmen Ort trocknen.

„Ohne Begeisterung schlafen die besten Kräfte unseres Gemütes. Es ist der Zunder in uns, der Funken will."
Johann Gottfried Herder,
deutscher Dichter, Theologe, Philosoph

Vorsicht: *Räuchergefäße, glühende Kohlen und brennende Kerzen nicht unbeaufsichtigt lassen und bedenken, dass die Kohle einige Zeit nachglühen kann. Sparsam dosieren und dafür sorgen, dass Kinder und Tiere dem Feuer fernbleiben.*

Übung macht den Räuchermeister

Experimentierfreude und Geduld schaden beim Räuchern nicht. Es bedarf einiger Praxis, bis man das Gespür dafür entwickelt, mit welcher Temperatur man Harze oder Blüten räuchert. Die Temperatur sinkt, wenn man zwischen die glühende Kohle und das Räucherwerk etwas Sand streut. Außerdem sind die Vorlieben der Nasen unterschiedlich: Die eine liebt den Duft intensiver, der andere zarter.

Und natürlich hängt die optimale Temperatur auch von den Räucherstoffen ab. Mit einer Feder lässt sich der aromatische Rauch gleichmäßig im Raum verteilen. Die verglühten Räucherstoffe mit dem Löffel oder einer Zange entfernen, bevor sie verkohlen und mehr stinken als riechen …

Mein Tipp: Sich dem Erleben beim Aufsteigen des Rauches bzw. Duftes hingeben und die Botschaft des Aromas – das reinigend, harmonisierend, entstressend etc. sein kann – genießen. Auf ruhige Atmosphäre im Raum und gute Belüftung achten.

Dort, wo uns gute Gerüche umgeben und wir gerne verweilen, wird unsere Lebenskraft gestärkt. Das erlebe ich selbst, das erleben meine Gäste im Gesundheitszentrum Tag für Tag.

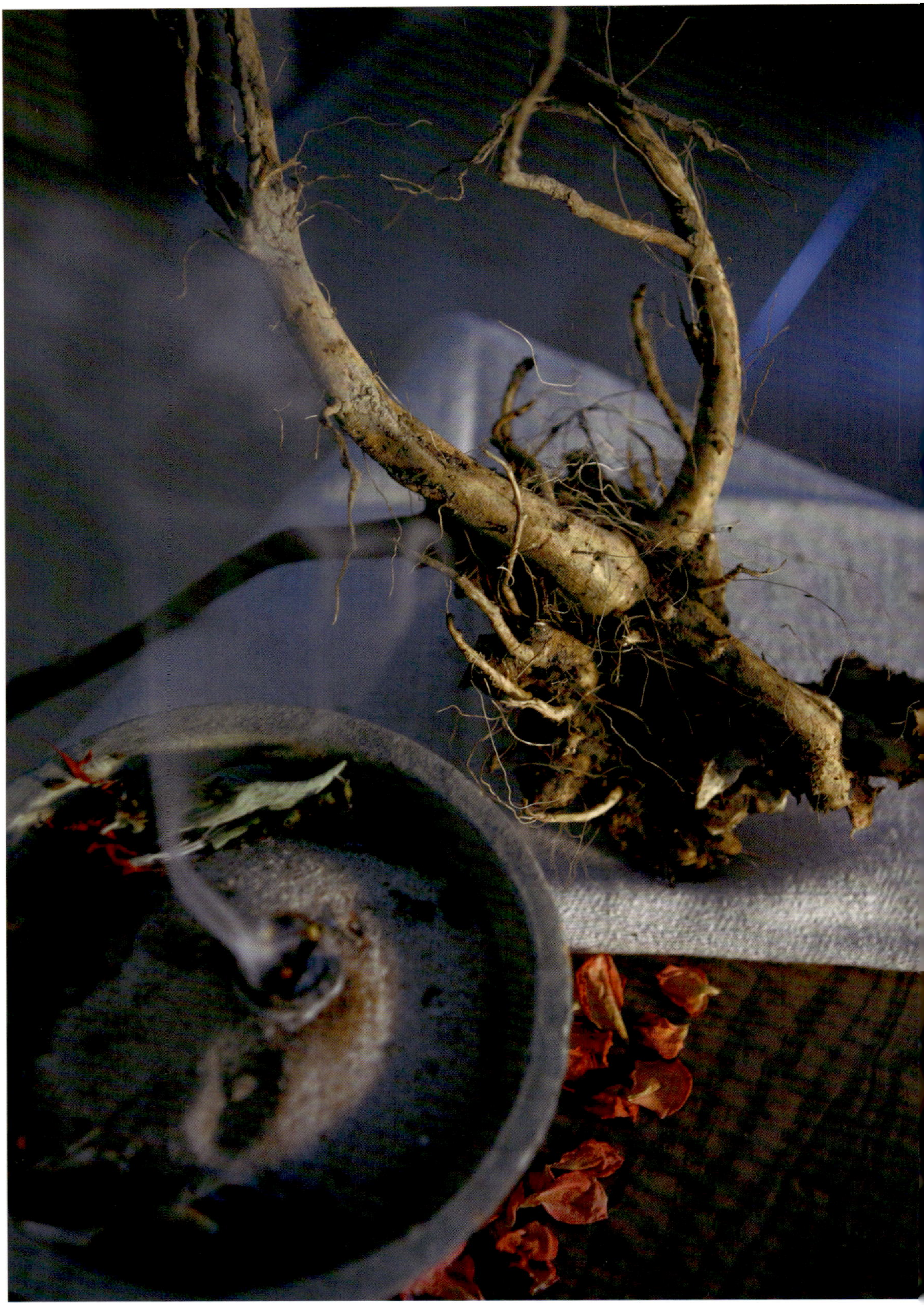

Räuchern für alle Fälle

Gesegnet und beschützt durch das Jahr

Das Räuchern zu den **Jahreskreisfesten** ist in unserer Kultur eine uralte Tradition. Kelten, Germanen und Christen hatten ihre Feste im Kreislauf der Natur – zum Wechsel der Jahreszeiten im Lauf des Mondes und der Sonne wurde rituell geräuchert. Auch die Säftelehre der Traditionellen Europäischen Medizin steht in Bezug zu den Jahreszeiten: Der Winter wird dem phlegmatischen Prinzip, das Frühjahr dem sanguinischen, der Sommer dem cholerischen und der Herbst dem melancholischen Prinzip zugeordnet.
Die Tradition der Jahreskreisfeste lebt im Alpenraum noch heute, darüber hinaus räuchert man je nach Lust, Stimmung, Befinden und um sich eine erholsame Auszeit vom Alltag zu nehmen.

Ein Jahreskreisfest, das ich selbst sehr schätze, ist Samhain/Allerheiligen. Ein Tag, um innezuhalten, Rückschau zu halten und Vergangenes wertzuschätzen, aber auch Zeit, um zu spüren, wo es künftig hingehen soll.

Jahreskreisfeste geben den Menschen seit Jahrhunderten Sicherheit, ehren und feiern die Besonderheit der Natur. Man nutzt diese Tage, um Mensch, Tier, Haus und Hof durch das Räuchern zu segnen, vor Unheil und Krankheit zu bewahren.

Ich führe zu jedem Jahreskreisfest Kräuter an, die von ihrer Wirkung und Signatur zum jeweiligen Sinn des Festes passen. Jeder kann die Pflanzen nach seiner Intuition kombinieren oder auch als Einzelkraut räuchern.

Jahreskreis

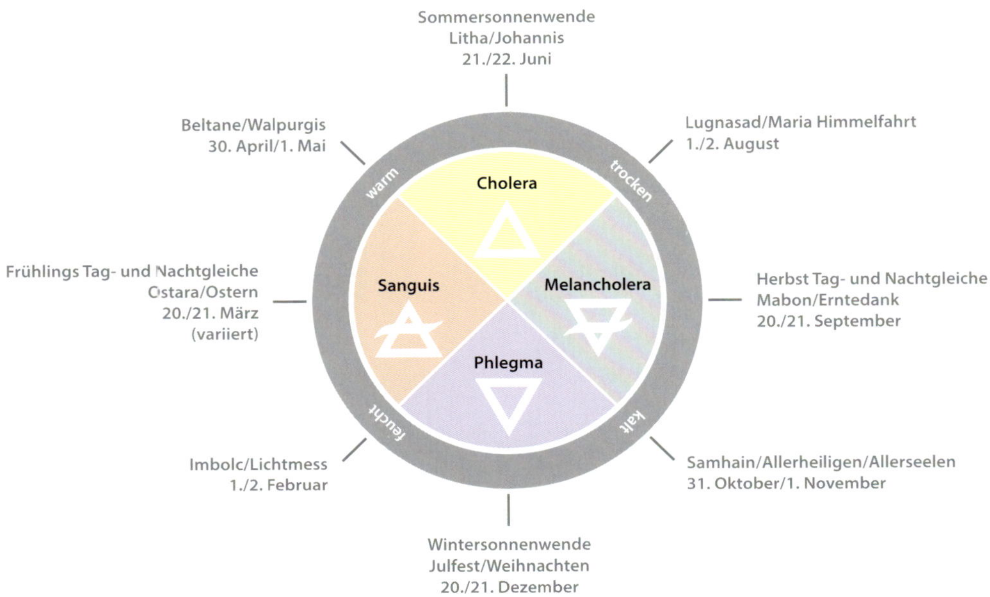

21./22. Juni
Litha – Sommersonnenwende

Der Höhepunkt des Lichtes mit dem längsten Tag und der kürzesten Nacht ist erreicht, es dreht sich alles um Reichtum und Fülle in der Natur. Das Fest Litha ist ein Fest des Dankes und Überflusses. Das Fest inmitten der schönsten Zeit des Jahres ist für mich etwas Besonderes! Früher feierte man den offiziellen Beginn des Sommers 12 Tage lang, man glaubte in dieser mystischen Zeit der Anderswelt besonders nah zu sein. Die Sommersonnenwende wird auch Mittsommer oder Johanniszeit genannt. Mit Johannisfeuern begeht man den längsten Tag. Kräuter werden geerntet und zu heilkräftigen Kräuterbuschen gebunden.

„Heute ist der Tag erwachsen
und die Nacht verschwindend klein,
all die Jugend auf den Achsen,
heute muss gesprungen sein.

Feuer stiebt, und Mädchen kreischen,
als die Burschen ohne Ringen
über lodernd' Feuer springen.
Wer führt wohl die Sonnwendkönigin
nach Haus?"

Franz Christian Hörschläger

Mein Räuchertipp: Bärlapp (Hexenmehl), Beifuß, Engelwurzwurzel, Johanniskraut, Mariengras, Rose, Thymian und Weihrauch.

1./2. August
Lugnasad – Maria Himmelfahrt

Zum Lugnasad-Fest (= Schnittfest) werden die Tage bereits wieder kürzer, Anfang August beginnt der Erntemonat, auch Schnittfest genannt. Das Getreide ist reif, wird geschnitten und das erste frische Brot gebacken. Es ist Zeit, vielleicht auch im Leben einen bewussten Schnitt zu setzen, alte Muster abzuschneiden, Zeit des Loslassens.

Kräuterbüschel werden für die Weihe am 15. August zu Maria Himmelfahrt gesammelt. Die Buschen bestehen traditionell aus 7, 9, 12, 14, 24, 72 oder 99 Kräutern. Zahlen, denen christliche und mythische Bedeutung zugeschrieben wird. Die klassischen Kräuter, die man dabei verwendet, sind – je nach Region – Johanniskraut, Wermut, Beifuß, Rainfarn, Schafgarbe, Königskerze, Kamille, Thymian, Baldrian, Eisenkraut. Die Büscherl werden nach der Weihe im Haus als Schutz für Mensch und Tier aufgehängt. Es heißt, dass diese gesegneten Kräuter als Tee eine besondere Heilwirkung haben. Den Tieren werden sie zum Futter gemischt, um sie gesund und kräftig zu halten. Zum Räuchern wurden die Kräuterbuschen ein ganzes Jahr über verwendet. In den Raunächten sollen sie besonders starke Wirkung zeigen und heilkräftig sein. In alten Weihegebeten bat man Gott um seinen Segen für Kräuter und Blumen mit der Bitte:

„Wer immer, Mensch oder Tier, vom geweihten Heilkraut genommen, dem möge es helfen, vom Siechtum, rätselhaftem Übel, von der Seuche und vom Weh …“

Mein Räuchertipp: Alant, Dost, Königskerze und Schafgarbe

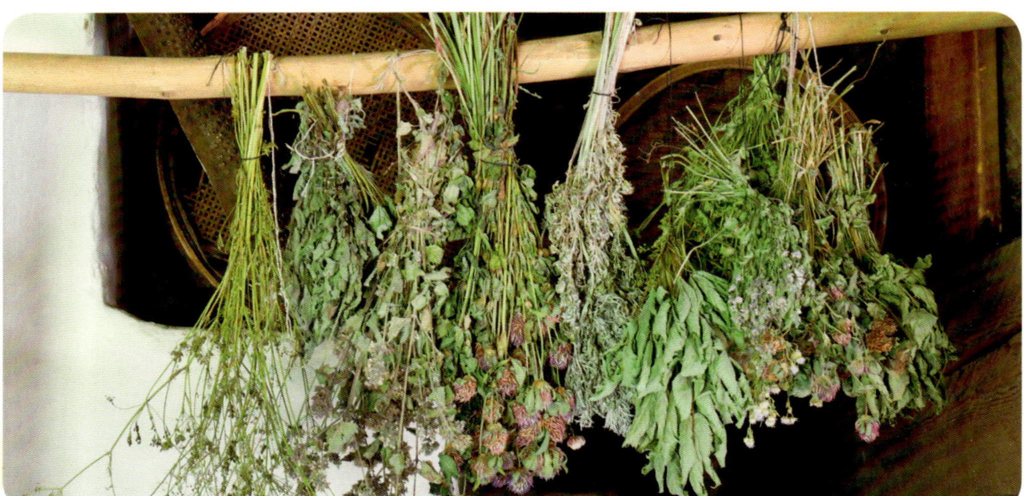

20.–23. September
Mabon – Herbst-Tag-und-Nacht-Gleiche

Der Sommer geht zu Ende und die dunkle Jahreszeit steht vor der Tür. Wir feiern den Herbstbeginn, die Tag-und-Nacht-Gleiche, die sich zweimal im Jahr wiederholt. Traditionell wird auch das Erntedankfest zu Beginn des Herbstes gefeiert. Es ist eine Feier der Fülle, der Farben und der Fröhlichkeit. In einer feierlichen Prozession zur Kirche werden eine kunstvoll gebundene Erntekrone und Erntegaben wie Brot, Eier, Honig, Wein, Blumen, Feld- und Gartenfrüchte mitgeführt und gesegnet. Nun kehrt langsam Stille und Ruhe ein, eine Zeit der Dankbarkeit und der Regeneration folgt. Es ist nun auch Zeit für persönliche Einkehr und um Danke zu sagen für alles, was man in diesem Jahr „ernten“ durfte.

Mein Räuchertipp: Hafer, Johanniskraut, Lärchenharz, Lavendel, Rose

31. Okt./1. November
Samhain – Allerheiligen

Samhain ist ein Fest des Abschieds von der Sonne und ein Fest, bei dem der verstorbenen Freunde, Verwandten und Ahnen gedacht wird. Gleichzeitig ist es das dritte und letzte Erntedankfest des Jahres. Samhain war das keltische Silvester und ist der Beginn der sogenannten Jahresnacht, die ins neue Jahr hinüberbegleitet. Diese Nacht steht zwischen dem Alten und dem Neuen. Wieder eine Zeit zum symbolischen Abschließen, Loslassen, Danken, Neubeginnen. Die Christen gedenken ihrer verstorbenen Liebsten, obwohl zu Allerheiligen ursprünglich aller Heiligen und Märtyrer gedacht wurde.

Für mich ist Samhain ein Tag, an dem ich mich zurückziehe und mir, begleitet von Räucherritualen, die Fragen stelle: „Wie ist das Jahr gelaufen?“ „Was kann ich loslassen, was brauche ich nicht mehr?“ „Mit welchen Verstorbenen ist noch eine Aussprache offen?“

„Wie schöpfe ich Kraft in dunklen Zeiten?“ Für dieses Ritual mische ich mir eine ganz persönliche Räuchermischung, die ich immer wieder im Winter an kalten, nassen Tagen verwende, wenn ich nicht in die Natur hinauskann, um mich zu bewegen. Sie hellt meine Stimmung auf. An solch dunklen Tagen kommt es schon vor, dass ich melancholisch werde. Da brauche ich ein bisschen Balsam für meine Seele. Dazu gebe ich die „Wintermischung“ auf meinen Weihrauchbrenner (Räucherstövchen) und trinke Tee.

Mein Räuchertipp: Beifuß, Eibe, Engelwurz, Fichtenharz, Eisenkraut, Holunderblüten, Wacholder

20./21. Dezember
Julfest – Wintersonnenwende

Im Kreise der Jahreszeitenfeste ist das Julfest eines der wichtigsten überhaupt. Am 21. Dezember feiern wir die Wintersonnenwende, wo die Sonne den tiefsten Punkt ihrer Jahresbahn erreicht und uns die längste Nacht mit dem kürzesten Tag beschert. Unsere Ahnen feierten in dieser Nacht den Sieg des Lichts über das Dunkel. Rückzug, Stille, Dunkelheit und Tod waren die Themen an diesem Tag, ab nun wendet sich der Mensch wieder dem Licht, dem Neubeginn, der Hoffnung und der Fruchtbarkeit zu. Die Tage zwischen dem 25. Dezember und 6. Jänner bezeichnen wir als Raunächte. Unsere Vorfahren glaubten, dass das Tor zur Anderswelt offen sei, die Wilde Jagd Wotans über den Himmel rast und Geisterwesen um die Häuser ziehen. Man räuchert noch heute Haus, Hof und Stallungen zum Schutz. Wichtige Bestandteile der Räucherungen waren früher neben Harzen auch immergrüne Pflanzen wie Kiefer oder Tanne.

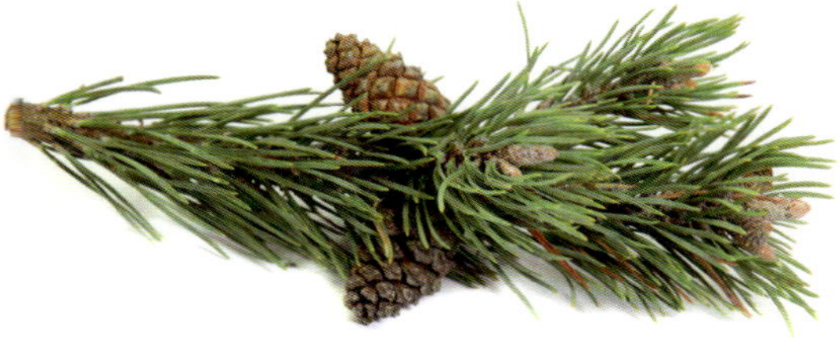

In den Raunächten (Wintersonnenwende, Weihnachten, Silvester, Dreikönigstag) wird bei uns heute noch am häufigsten geräuchert.

Julfest: Oft sind es Sonnenpflanzen, die Seele und Geist aufhellen, unseren Körper wärmen. Die Räucherungen begannen immer im Viehstall, weil das Vieh einst das Wertvollste für die Bauern war. Danach wurde von unten nach oben das Haus geräuchert.

Mein Räuchertipp: Alant, Angelikawurz, Fichten- und Tannenharz, Johanniskraut und Wacholder.

Die Raunächte sind auch eine Schwellenzeit zwischen altem und neuem Jahr, vergleichbar mit dem Wechsel von Tag zu Nacht. Es ist die Zeit des Innehaltens, Abschließens und Beginnens. All das unterstützt ein Räucherritual.

Mein Räuchertipp: Beifuß, Lorbeer, Meisterwurz, Mistel, Schafgarbe

Mir ist es ein Anliegen, dass niemand am **Heiligen Abend** schnell einmal zwischen dem Festtagsbraten und der Christmette mit Weihrauch und Myrrhe durch das Haus läuft – nur um der Tradition Genüge zu tun. Das Ritual soll mit Ruhe, Achtsamkeit und Aufmerksamkeit durchgeführt werden.

Als Beispiel darf ich für eine Familienfeier mit „Weihnachtssegen“ folgende Art des Durchführens vorschlagen: Die Familie versammelt sich, ein Erwachsener

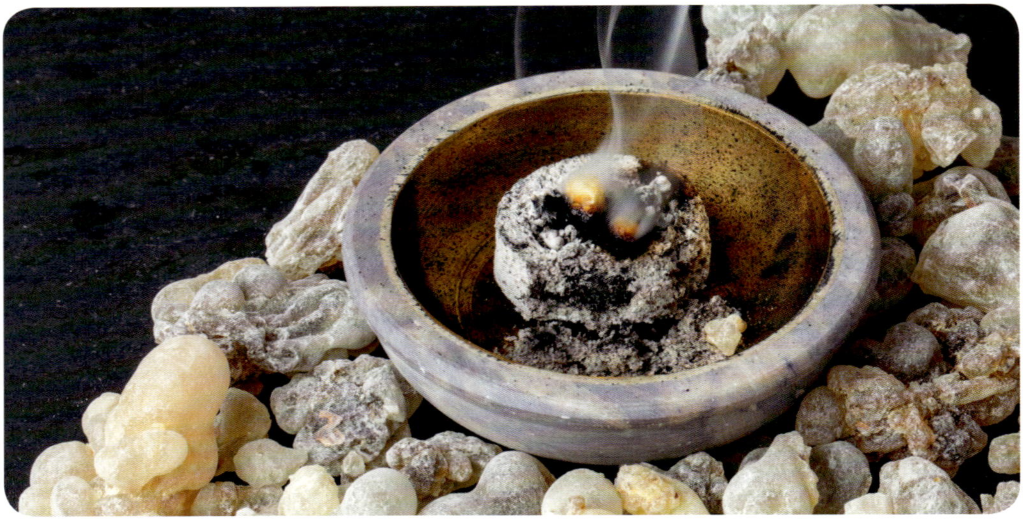

legt die glühende Kohle in ein feuerfestes Gefäß (z.B. Räucherpfanne) und streut einige Körner Weihrauch darauf. Das Körnerstreuen können auch Kinder übernehmen. Sobald es zu duften beginnt, betet ein Familienmitglied den Segen:

„Im Namen des Vaters und des
Sohnes und des Heiligen Geistes.
Amen.
Guter Gott, wir danken dir,
dass wir ein Dach über dem Kopf haben.
Segne unser Heim und verbanne
alles Böse aus unserer Mitte.
Schenke uns deinen Heiligen Geist,
damit wir in Frieden miteinander leben
können, wie es uns dein Sohn
Jesus Christus vorgelebt hat.
Durch ihn bitten wir dich voll Vertrauen
heute und alle Tage unseres Lebens.
Amen.“

Dann wird das duftende Rauchgefäß durch die Räume getragen. Alle gehen mit, ob schweigend, betend oder Weihnachtslieder singend. In manchen Familien ist es üblich, die Räume mit Weihwasser zu besprengen. Das Vaterunser oder ein Weihnachtsgedicht/-lied schließt das Segnungsritual ab.

Der **Dreikönigstag** beschließt die Raunächte. Am Vorabend ist es Brauch, durch die Räume zu gehen, mit Weihrauch zu segnen und auf die Türen mit Kreide den Haussegen – den auch die Sternsinger bringen – zu schreiben: C + M + B, umrahmt von der Jahreszahl (z. B. 20 C + M + B 16).

Mein Räuchertipp: Fichtenharz, Mariengras, Myrrhe, Rose, Tannenharz und Weihrauch

1./2. Februar
Imbolc – Lichtmess

Der Monat Februar steht im Lateinischen für das Reinigen. Ab Imbolc oder Maria Lichtmess erwachen Mensch und Natur langsam aus dem „Winterschlaf", das Fest des Lichts weckt die Lebensgeister. Die Frage, die ich mir zu Lichtmess stelle und mit dem Räuchern unterstütze, lautet: „Wo möchte ich mein Licht zum Strahlen bringen?"

In keltischer Zeit wurde um diese Zeit das Fest des Imbolc gefeiert, um die Winterstarre zu vertreiben. Im christlichen Sinne ist Lichtmess ein Marienfest – Maria Reinigung – an dem das Licht der Kerze geweiht wird. Die innere wie äußere Reinigung, das Aufräumen, um für Neues Platz zu schaffen, ist das zentrale Thema an diesen Tagen. Es beginnt nun die Zeit zum Entgiften, zum Auffüllen der Vitamin- und Mineralstoffspeicher. In den folgenden Frühlingswochen schenkt uns die Natur eine Fülle von Pflanzen, die uns dabei helfen wieder zu Energie zu kommen, im wahrsten Sinn grüne Kraft zu tanken.

Lichtmess ist der ideale Zeitpunkt, um Haus, Hof und Wohnung mit Rauch zu reinigen und zu segnen. Um die Reinigung zu forcieren, kann man vor dem Räuchern schon alle unangenehmen Themen, die man loswerden will, auf einen Zettel schreiben. Nach dem Räuchern verbrennt man den Zettel in der Räucherpfanne und die Themen werden ins Licht verabschiedet.

Mein Räuchertipp: Alant, Beifuß, Engelwurzwurzel, Fichtenharz, Lavendel, Quendel, Salbei, Wacholder

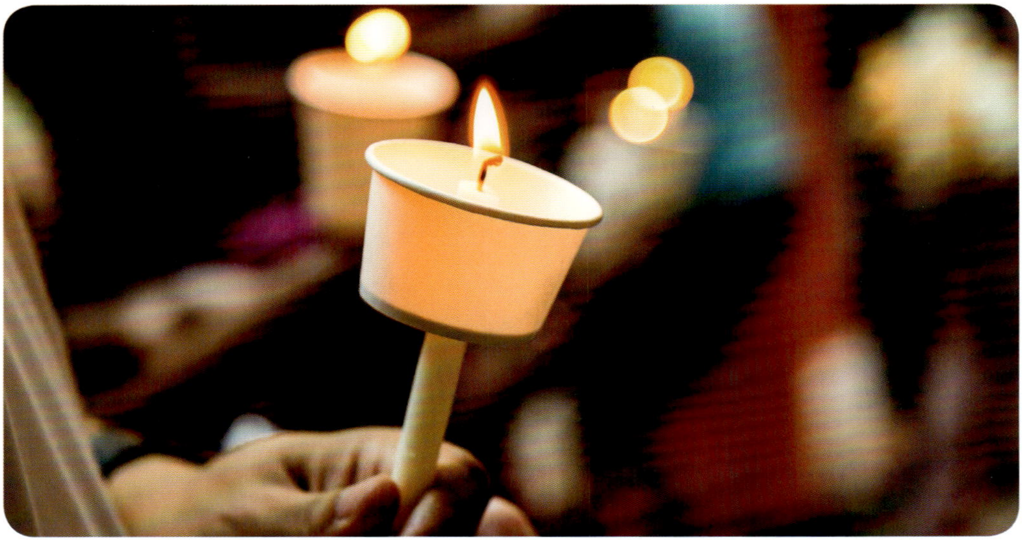

20.–23. März

Ostara – Frühlings-Tag-und-Nacht-Gleiche

Im keltischen Jahreskreis wird das letzte Fest im dunklen Halbjahr nach der Frühlingsgöttin Ostara benannt. Ein mächtiger Energieschub drängt aus der Erde hinauf zum Licht, die Säfte steigen in Baum und Pflanzen hoch, in uns Menschen erwacht die Lebenskraft neu. Es ist Zeit, nach draußen zu gehen und Körper, Geist und Seele mit Licht zu stärken. Weitere Bräuche sind das Osterfeuer und der Palmbuschen. Das heutige christliche Osterfeuer geht auf das heidnische Frühlingsfeuer zurück, das die Winterdämonen vertrieb und den Frühling begrüßte.

Palmbuschen, die am Palmsonntag geweiht werden, schützen Haus und Hof. Man verräuchert im Sommer seine Reste, um drohende Unwetter abzuwenden. Am ersten Sonntag nach dem Frühlingsvollmond feiern wir Ostern, das bedeutendste christliche Fest. „Mit dem Tod endet das Leben nicht, wir werden mit Gott auferstehen zu neuem Leben“ – so die Osterbotschaft. Am Ostersonntag werden Eier, Brot, Schinken und Salz mit Weihrauch geweiht. Brauch ist es, zu Ostern Haus und Hof mit einer Räucherung zu reinigen.

Mein Räuchertipp: Alant, Beifuß, Engelwurzwurzel, Thymian, Lavendel, Quendel, Rose, Weihrauch

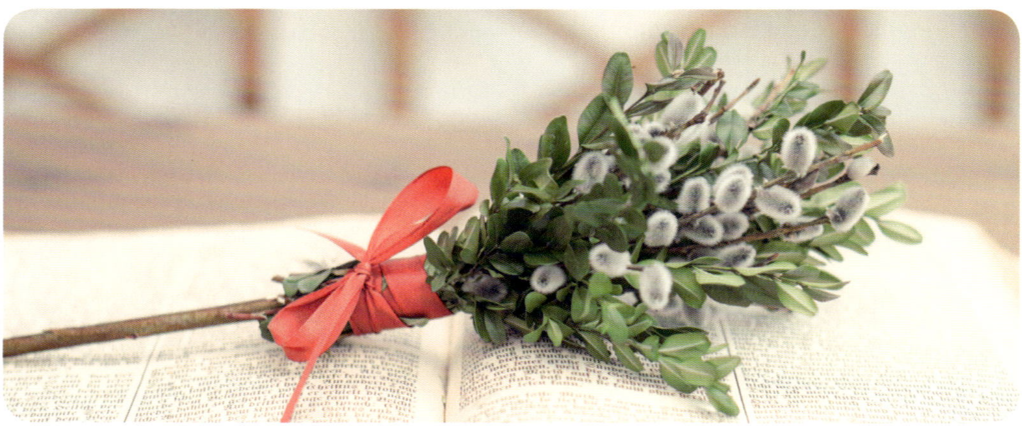

„Ostern feiern, wenn die Luft nach Frühling schmeckt
und all das Bunte sich zum Himmel streckt.
Ostern feiern, heißt fröhlich und traurig sein
und das Herz endlich vom Stein befrei'n.“

Monika Minder

30. April/1. Mai
Beltane – Walpurgisnacht

Die Kelten hießen zu Beltane die Sonne willkommen. Man saß im Freien, feierte ein Fest der Sinnlichkeit, Freude und Ekstase. Die Natur steht in vollem Saft, die Wiesen erblühen. In unserem Sprachgebrauch wurde aus Beltane die Walpurgisnacht, benannt nach der heiligen Walburga, die im 8. Jahrhundert als Äbtissin dem Doppelkloster von Heidenheim in Franken vorstand. Es werden große Feuer entfacht, Paare springen über das Feuer oder laufen über glühende Kohlen, um ihre Verbindung zu besiegeln.

Es ist eine unbeschwerte Zeit zum Feiern und der Freude!

Mein Räuchertipp: Bilsenkraut, Hanf, Mädesüß, Muskatellersalbei, Mohn, Rose

Gesund durch das Jahr

Im Jahreskreis gibt es auch bestimmte Zeiten, in denen man Gesundheit und Wohlbefinden mit diversen Räucherungen unterstützen kann. Und Entspannungsrituale, wozu man das Räuchern zählen darf, unterbrechen außerdem unsere Routine. Zeit der Anspannung braucht Zeit der Entspannung. Raus aus dem Alltag, sich und die Natur wieder bewusst wahrnehmen und spüren, was einen stärkt. Diese Erholungsphasen sind in der multimedialen Zeit, in der viele Menschen 24 Stunden lang „online“ sind, sehr bedeutungsvoll. „Medienfasten“, auch wenn es nur einige Stunden sind, sollte bewusst in den Alltag eingebaut werden.

Lustvoll den Frühling genießen

Liebe und Leidenschaft sollten eigentlich immer Hochsaison haben. Aber wenn im Frühling alles blüht und Natur wie Mensch zu neuer Lebenslust erwachen, dann passt vielleicht diese aphrodisierende Mischung für ein „dinner for two“ und einen romantischen Liebesabend besonders gut. Aphrodisierende Pflanzen kannte und nutzte man schon in den alten Hochkulturen.

Räuchermischung:
2 Teile Rosenblüten,
1/2 Teil Bertramwurzel,
1/2 Teil Sternanis,
1/2 Teil gemörserte Kardamomsamen, 1 Prise Rosenweihrauch,
1 Prise Iriswurzel. Wer möchte, kann noch gemörserte Selleriesamen und gemörserte Moschuskörner beifügen.

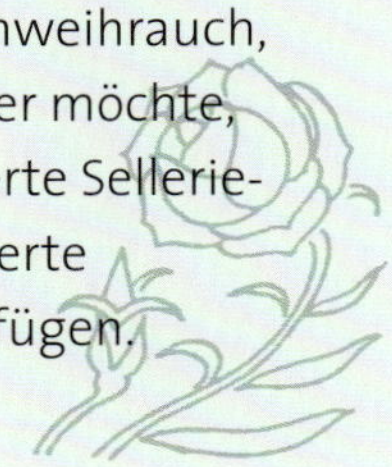

Rosenblüten im Glas mit perlendem Sekt oder/und kandierte Rosenblüten zum Knabbern eröffnen den Abend mit einem ganz besonderen „Vorspiel".

Die Zubereitung von kandierten Rosenblüten

Die Rosenblüten (ungespritzt) vorsichtig waschen und mit Küchenkrepp trocken tupfen.

Eiweiß mit einer Gabel etwas aufschlagen. Mit einem Pinsel die Rosenblüten mit Eiweiß bestreichen und dick mit Zucker bestreuen.

Die Rosenblüten auf ein Backblech legen. Im Backrohr bei 40 Grad °C zwei Stunden lang trocknen lassen.

Mückenfrei durch den Sommer

Die lästigen kleinen Sauger können einem laue, gemütliche Abende am See, auf der Terrasse oder im Garten ganz schön verderben. Gelsen „verduften", wenn sie ihnen mit folgender Mischung den Gusto verderben:

Räuchermischung:
1 Teil Lavendel, 1 Teil Eukalyptus, 2 Teile Rainfarn, 1 Teil Katzenminze, 1 Teil Wacholder und 1/2 Teil Fichtenharz. Den „Insektenschutz" auf ein Gitter eines Räucherstövchens geben.

In Übergangszeiten die Immunkraft stärken

Ob im Herbst oder auch im Frühling – Schnupfennasen haben Hochsaison und Menschen im Umfeld „husten uns etwas". Höchste Zeit, die eigene Abwehrkraft auf Vordermann zu bringen. Dazu gebe ich Lavendelblüten oder -öl in eine Schale mit Wasser und stelle sie über dem Heizkörper auf. Das kann helfen, die Atemwege frei zu halten. Gleichzeitig räuchere ich immer wieder eine immunstärkende Mischung:

Räuchermischung:
1 Teil Holunder, 1 Teil Lavendel, 1 Teil Labkraut, 1 Teil Salbei, 1 Teil Quendel, 1 Teil Tausendgüldenkraut, 1/2 Teil Angelikasamen und 1/2 Teil Mistelblätter.

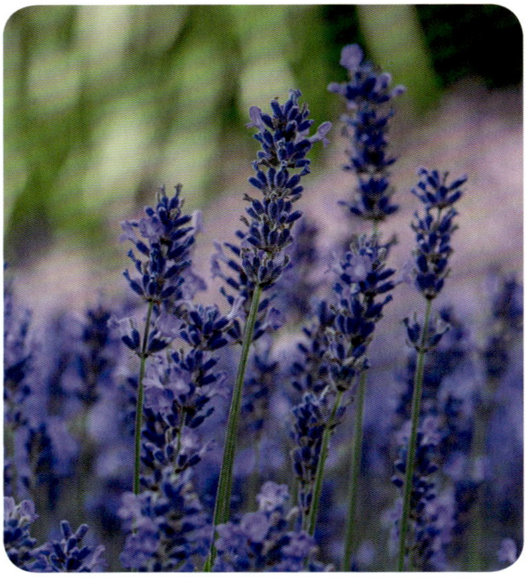

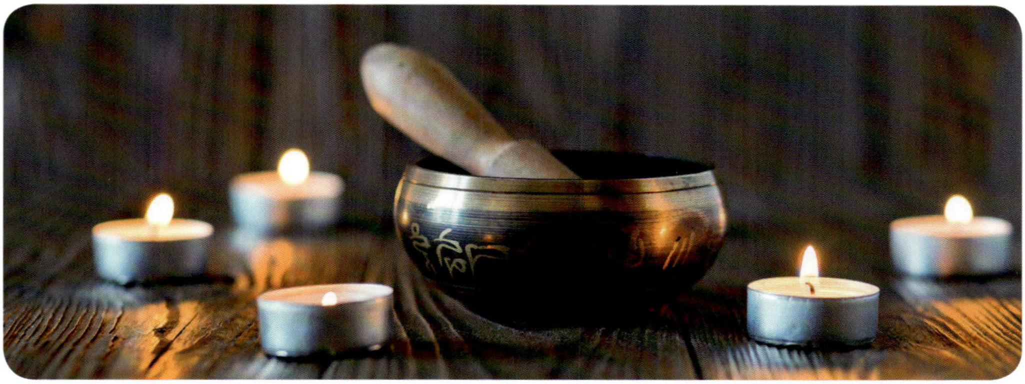

Danken

Wofür oder wem möchten Sie hier und jetzt DANKE sagen? Die Haltung der Dankbarkeit erhellt das Wesen und Leben eines Menschen. Es gibt immer und überall einen Anlass, jemandem für etwas oder sich selbst zu danken. Gerade zur Zeit der Herbst-Tag-und-Nacht-Gleiche haben solche (Ernte-)Dank-Rituale Tradition, hohen Stellenwert und Symbolcharakter.

Ich selbst schließe zum Beispiel gerne den Tag immer wieder einmal mit folgender Dankesräucherung ab. (Das schenkt mir Harmonie und stimmt mich positiv.)

Ritual: *In Ruhe zünde ich eine Kerze an und beginne bewusst mit einem Gong einer tibetischen Klangschale oder Zimbeln die Zeremonie.*

Auf die glühende Kohle in der Schale lege ich die Mischung aus 1/2 Teil Alant, 1 Teil Holunder, 1 Teil Ysop, 1 Teil Rosmarin, 1/2 Teil Iriswurzel und eine Prise Rosenweihrauch. Ich verweile einige Minuten danksagend und mit guten Gedanken.

Manchmal spreche ich auch folgende Danksagung eines unbekannten Verfassers, die mich berührt:

„Danke für alle guten Gaben, das Essen und die Getränke.
Danke für die guten Gedanken, die mir helfen, das Leben positiv zu sehen.
Danke für meine guten Worte, die loben, helfen und trösten
und Vergebung sprechen.
Danke für meine guten Werke, die unterstützen, helfen und heilen.
Danke für deine Güte, deinen Frieden und deine Liebe,
welche mein Leben immer begleiten."

Mit einem Gongschlag lasse ich das Abendritual ausklingen

In Haus und Hof „rauka gehen"

Im Volksmund heißt das Räuchern von Haus, Hof und Stall „rauka gehen". Der Rundgang wird in ländlichen Regionen von Segenssprüchen wie „Vater unser im Himmel, schütze dieses Haus, Glück herein, Unglück hinaus" begleitet.

Es gibt viele Gründe für eine Haus- und Hofräucherung:

Ältere Häuser atmen Geschichte. Wer ein solches übernimmt oder einzieht, sollte es vorher energetisch reinigen, damit zum Beispiel alte Streitenergie oder negative Gefühle gewandelt werden. Treten plötzlich Probleme, Konflikte oder Streit auf oder schlafen Kinder auf einmal schlecht im Haus, obwohl das vorher nie der Fall war, steht Klärung und Harmonisierung der Energie an.

Können sich Seelen verstorbener Vorbewohner nicht vom Haus lösen, bedarf es einer Transformation der vergangenen Energie.

Kurzum: *Geräuchert kann immer werden, wenn einem danach ist – nach Streitigkeiten, Krankheit, Verunreinigung in der Aura, um Orte, Räume oder Gegenstände zu reinigen oder einfach eine wohltuende Atmosphäre zu verbreiten.*

Reinigende Räucherstoffe:
Alantwurzel, Beifuß, Engelwurzel, Fichtenharz, Lavendel, Salbei und Weihrauch

Die Stoffe einzeln oder nach Vorliebe gemischt räuchern.

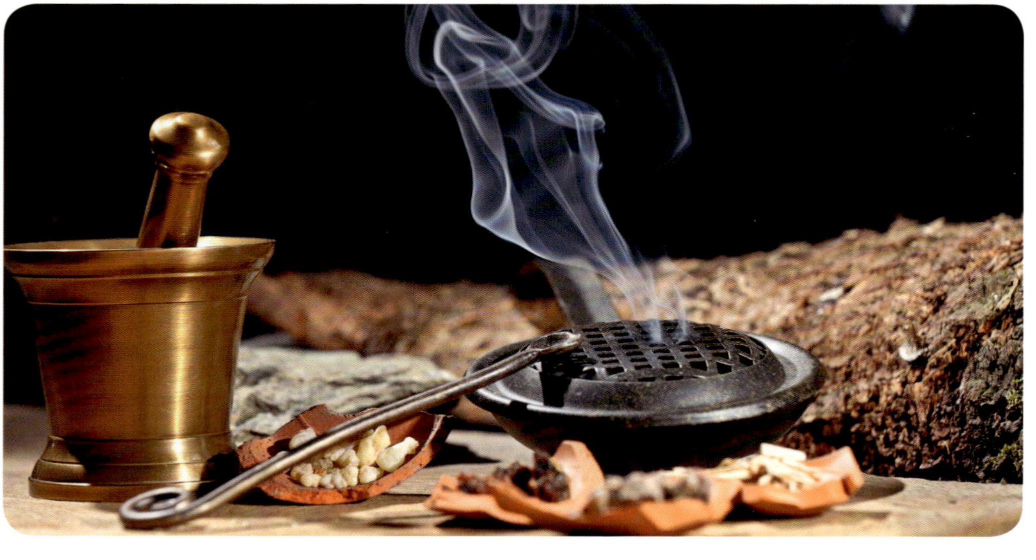

Vorbereitung, Durchführung:

- Vor dem Räucherritual ist es vorteilhaft, das Haus aufzuräumen und Dinge auszumisten, die man nicht mehr braucht und mag. Angenehm ist es, wenn Familie oder ein Freund/Freundin dem Ritual beiwohnen.
- Vorab die Fenster kippen, damit entfliehen kann, was raus muss.
- Wir beginnen mit der Ausräucherung im Keller und gehen weiter nach oben in den Wohnbereich bis zum Dachboden. Die alten Energien hängen oft in den Ecken und Nischen, daher diese unbedingt ausgehen!
- Grundsätzlich gilt: Lassen Sie sich von Ihrem Gefühl leiten!
- Nach dem Haus geht es in den Stall oder/und um das Haus herum.
- Waren Familie oder Freunde dabei, schließt man das Ritual mit gemeinsamen Speisen und Feiern ab. Räuchern ist nicht nur eine ernste Angelegenheit, es hat auch mit Harmonie, Verbundenheit, Energie und Lebensfreude zu tun.
- „Vertrauen Sie Ihrem Gespür, wann es Zeit zum Räuchern ist!"

Persönlicher Tipp:

Schutzräucherung für viele Gelegenheiten

Für so eine Abschirmung gegen negative Energie oder wenn man zum Beispiel nach einem Einbruch sein Haus von fremder, bedrohlicher Energie reinigen möchte, habe ich mit folgender Räuchermischung gute Erfahrungen gemacht.

Zuvor ist es sinnvoll, Beifuß zu räuchern. Anschließend mit 1 Teil Weihrauch, 1 Teil Wacholderbeere, 1 Teil Beifuß, 1 Teil Holunder, 1/2 TL Veilchen, 1/2 Teil Weihrauch und einer Prise Zimt Schutz an diesem Ort durch Rauch und Duft verbreiten.

Heilräucherungen

Beim Räuchern gilt es, das gesamte Wesen der Pflanze wirken zu lassen. Die Seele der Pflanze wird dabei von ihrem Pflanzenkörper gelöst. Für diesen Vorgang nutzen wir das Feuer zur Transformation. In feinstofflicher Form des Rauchs entfaltet sich die Wirkung ungehindert und verbreitet sich.

Räuchern kann körperliche Beschwerden lindern, doch an diese Form der Heilräucherung soll man sich sehr behutsam herantasten. Grundsätzlich sollten Räucherungen bei körperlichen Beschwerden nur in Absprache mit einem Arzt durchgeführt werden. Die Räucheranwendung kann punktgenau am

Körper durchgeführt werden. Dazu gibt es Hilfsmittel wie spezielle Hocker oder ein Räuchertuch.

Indikationen, wo eine Räucherung hilfreich sein und begleitend zu anderen Therapien eingesetzt werden kann:

Arthritis

Man räuchert Weihrauch. Vorher reibt man die schmerzenden Gelenke sanft mit wollenen Tüchern, um die Durchblutung anzuregen. Dann die betroffenen Bereiche in den Rauch halten oder den Rauch über diese Stellen „drüberfließen" lassen, und zwar so lange, bis ein angenehmes Gefühl entsteht, aber nicht länger als 15 bis 20 Minuten. Es können zum Weihrauch Fliederblüten und Wacholderbeeren dazugemischt werden.

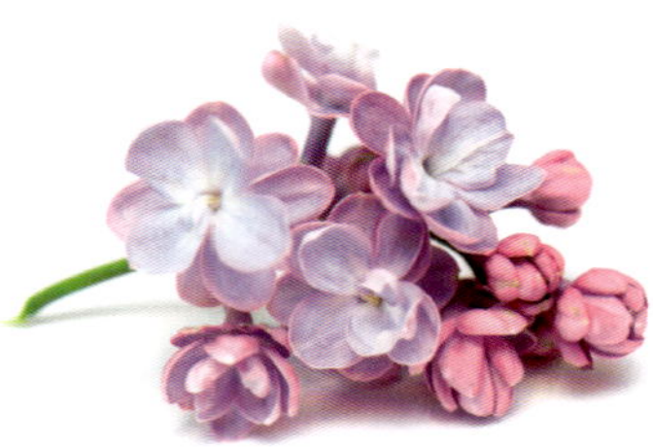

Augenentzündungen, müde Augen

Halten Sie ein Baumwoll- oder Leinentuch über das Räuchergefäß mit Augentrost, bis Sie glauben, das Tuch hat genug Rauch aufgenommen. Legen Sie das Tuch ein paar Minuten auf die geschlossenen Augen auf und wiederholen Sie den Vorgang so lange, bis Sie das Gefühl haben, es reicht.

Blähungen

Halten Sie ein Baumwoll- oder Leinentuch über das Räuchergefäß mit Fenchel, bis Sie glauben, dass das Tuch genug Rauch aufgenommen hat. Das Tuch dann ein paar Minuten auf den Bauch auflegen. Den Vorgang so lange wiederholen, bis man Linderung verspürt.

Bronchitis

Bei einer zähen warmen Verschleimung der Atemwege sollte man im Freien eine Räucherung mit Salbei durchführen. Es kann auch eine geringe Dosis gemörserter Kubebenpfeffer beigefügt werden. Er ist schleimösend und bringt stockende Energien wieder in Fluss.

Hauterkrankungen

Die betroffenen Körperstellen direkt mit dem Rauch behandeln oder ein rauchgetränktes Tuch auflegen. Geeignete Räucherstoffe: Gänseblümchen, Quendel, Löwenzahn, Kamille, Ringelblume und Fichtenharz.

Kopfschmerzen

Die Dosis macht das Gift – bei Kopfschmerzen vorsichtig vorgehen, nicht zu intensiv räuchern. Zuerst eher ein rauchgetränktes Tuch verwenden. Geeignete Räucherpflanzen: Angelikawurzel, Mädesüß, Tannenharz, Salbei, Veilchen. Mädesüß ist vor allem bei Migräne in einem Stövchen geräuchert wirkungsvoll. Dazu empfehle ich Tee aus Mädesüßblüten zu trinken. Den Tee zehn Minuten lang ziehen lassen.

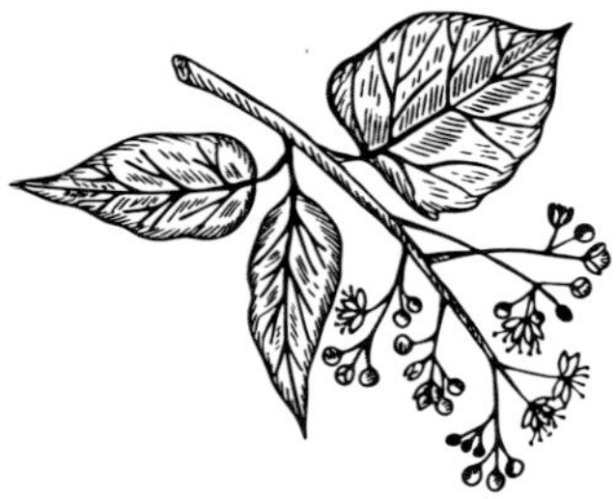

Bei Spannungskopfschmerz habe ich gute Erfahrungen mit einer ganz geringen Dosis geräuchertem Kampfer. Vorsicht, man kann leicht zu viel vom Kampfer erwischen!

Menstruationsbeschwerden

Es kann ein rauchgetränktes Tuch aufgelegt werden oder über einen speziellen Hocker, der nach unten hin offen ist, die Räucherung mit Mastixharz, Frauenmantel, Schafgarbe, Johanniskraut und Tausendgüldenkraut zugeführt werden.

Nervenleiden

Es geht darum, sein Nervenkostüm zu stärken, zu entkrampfen und eventuelle Angstzustände abzubauen. Den ganzen Körper im Freien mit einer Räuchermischung aus Fichtenharz, Rainfarn, Holunder, Schafgarbe und eventuell Propolis räuchern.

Wer alleine ist, kann die Räucherschale vor den Körper stellen und sich den Rauch mit den Händen zum Körper fächeln.

Ohrenbeschwerden

Es besteht die Möglichkeit, ein rauchgetränktes Tuch aufzulegen oder die Räucherung mit einer Tabakpfeife durchzuführen. Dazu gibt man eine Mischung aus Holunder, Taubnessel, Johanniskraut und Ysop in die Pfeife, hält das Mundstück an das Ohr und bläst sehr vorsichtig auf den Pfeifenkopf mit den glimmenden Kräutern.

Wirbelsäulenbeschwerden

Die Räucherung kann entlang der Wirbelsäule oder mit einem rauchgetränkten Tuch durchgeführt werden. Es eignen sich sehr gut Arnika, Beinwell, Holunderblüten und Weide.

Rauch für die Seele

Auch psychische Belastungen können durch das Räuchern positiv beeinflusst werden. Wie erwähnt, gelangt der Duft direkt ins Gefühlszentrum, ins limbische System. Bestimmte Heilpflanzen und Harze können helfen, aus seelischen Tiefs herauszufinden, Traumen zu verarbeiten und negative Gefühle loszulassen. Andere Pflanzen helfen, gestaute oder verdrängte Gefühle an die Oberfläche zu bringen. Oft geht es um das Loslassen, Entspannen oder darum, wieder in das innere Gleichgewicht zu kommen.

Eine Räucherung kann mit der Kohle oder auch mit einem Stövchen erfolgen. Wenn es um ein Reinigungsritual geht, verwende ich sehr gerne die Kohle und damit den intensiveren Rauch.

Zur Entspannung und Beruhigung von Nerven und Gedanken verwende ich das Stövchen. Abendräucherungen in Muße und Ruhe durchführen.

Heilpflanzen für bestimmte Themen

Loslassen

Ich empfehle ein Ritual, das damit beginnt, alles, was ich loslassen will, oder negative Gedanken und Gefühle, die einem nicht guttun, auf einen Zettel zu schreiben. Dann räuchern und zum Abschluss den Zettel in der Räucherpfanne verbrennen. Sich danach ein Rosensalzpeeling unter der Dusche oder in der Badewanne gönnen.

Empfohlene Räucherpflanzen:
Lavendel, Eisenkraut, Mädesüß, Muskateller, Rose, Salbei, Tausendgüldenkraut und Weihrauch

Loslass-Zeremonie für verschiedenste Anlässe:

Innehalten, loslassen, sich befreien – dieses Resümeeziehen sollte jeder immer wieder einmal durchführen, um sicherzugehen, dass er so lebt, wie er wirklich leben möchte. Sich die Frage stellen: „Wovon möchte ich mich befreien, was belastet und hindert mich an meiner Entfaltung?" Im Buddhismus heißt es: „Lerne loszulassen, das ist der Schlüssel zum Glück." Dem Rauch alles, was man an Emotionen, hemmenden Einstellungen, Situationen loswerden will, übergeben. Die Asche der Räucherung bewusst fließendem Wasser, etwa einem Bach überlassen.

Räuchermischung:
1 Teil Beifuß, 1 Teil Brombeerblätter, 1 Teil Eisenkraut, 1 Teil Tausendgüldenkraut, 1 Teil Weidenrinde und 1/2 Teil Weihrauch.

Trauerritual

Die Trauerkultur und Beschäftigung mit dem Tod ist für viele angstbesetzt und immer noch ein Tabu. Das Aufbahren eines Toten zu Hause gibt es kaum mehr und damit fehlt die Möglichkeit, sich persönlich, in Ruhe und vertrauter Umgebung verabschieden zu können. So wird der Tod aus dem Leben ausgesperrt, das Loslassen, Freigeben eines geliebten Menschen und das Trauern wird umso schwieriger.

Mein Räucherritual soll in dieser Zeit Kraft, Trost und Verbundenheit ausdrücken sowie das Verabschieden des Nahestehenden im Kreis von Freunden oder/und Familie in geschützter Atmosphäre erleichtern.

„Der Tod setzt dem Leben ein Ende, aber niemals der Liebe."

Irmgard Erath

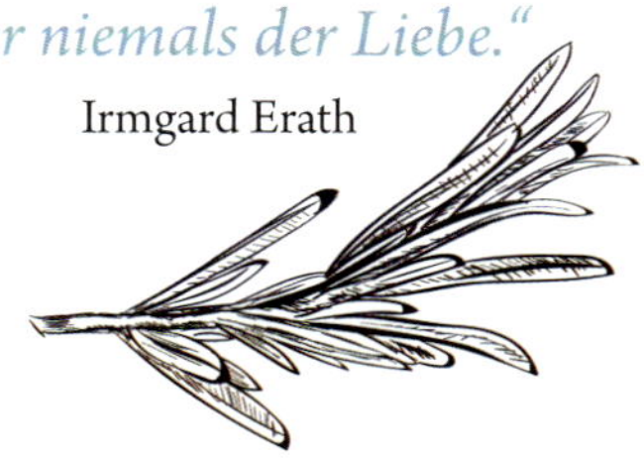

Ritual: *Man setzt sich rund um eine Räucherschale an den Tisch oder in einen Sesselkreis und streut folgende Räuchermischung auf die Kohle: 1 Teil Beifuß, 1/2 Teil Fichtenharz, 1 Teil Mädesüß, 1 Teil Rosenblüten, 1 Teil Rosmarin. Man reicht einander die Hände, schweigt, betet oder singt gemeinsam. Jede Gemeinschaft findet ihren individuellen Weg, mit dem Toten in Kontakt zu kommen.*

Trennung vom Partner und Scheidung sind auch Themen, mit denen mancher sehr lange hadert, gekränkt und verpanzert zurückbleibt. Solange man innen drinnen keinen Schlussstrich gezogen hat, wird ein Neubeginn, ein Sich-wieder-Öffnen für die Liebe schwierig. Wer in Schmerz, Kränkung, innerem Rückzug, vielleicht auch Hass hängen bleibt, ist nicht frei.

Ritual: *Mit dieser Prozedur habe ich persönlich sehr gute Erfahrungen gemacht, wenn es darum geht, sich von Vergangenem zu befreien, Neubeginn und Wandlung hin zur Lebensfreude zu ermöglichen. Man braucht eine Räucherschale, Kohle und Beifuß, einen Kugelschreiber und kleine Zettel für jeweils ein Wort. Danach verstärkt ein Salzpeeling und eine Tasse Tee oder Wasser die Wirkung*

Als ersten Schritt zündet man die Kohle an, damit diese gut durchglühen kann. Vor der Räucherung schreibt man drei bis fünf Worte auf, warum einem das Loslassen des Partners so schwerfällt oder das Beziehungsende so schmerzt. Man faltet die Zettel und legt sie beiseite. Anschließend gibt man den Beifuß auf die glühende Kohle, beugt sich über die Schale und taucht in den Rauch ein.

Das Abräuchern wird verstärkt, wenn man mit den Händen alles Belastende symbolisch vom Körper abstreift. Dazu kann man sich bis zu zehn Minuten Zeit nehmen. Nach dem Räuchern übergibt man die Zettel dem Feuer/der Glut in der Räucherschale und verbrennt sie.

Das Ritual mit einer Tasse Tee oder einem Glas Wasser als Zeichen der Reinigung ausklingen lassen.

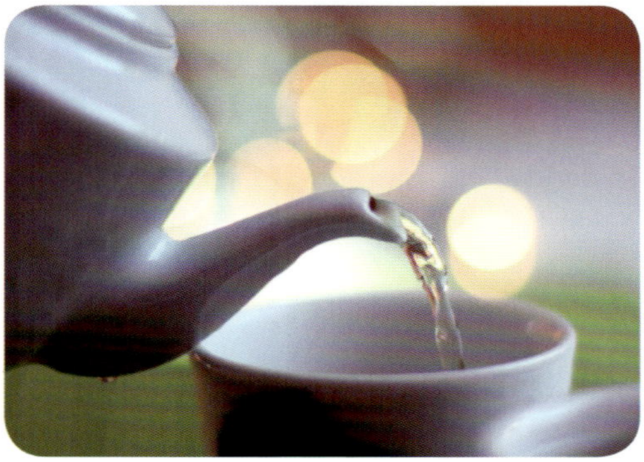

Auch das Salzpeeling – aus Meeressalz, feinen zerkleinerten Rosenblüten, Mandelöl mit ein paar Tropfen ätherischen Öls von Patchouli, Jasmin und Vanille – hilft seelischen Kummer abzustreifen und sich selbst mit dem Gedanken „Es ist gut, dass es mich gibt, so wie ich bin" liebevoll anzunehmen. Man kann das Peeling unter der Dusche oder in der Wanne ausführen. Dieses Ritual hilft auch bei **Stresssymptomen** *wieder in seine Mitte zu kommen, Negatives abrieseln zu lassen.*

Vergebung – Dankbarkeit – Frieden

Wut, Hass, Zorn, Neid etc. verhindern den eigenen inneren Frieden und den mit der Umwelt. Regelmäßige Räucherungen begleiten und unterstützen den Prozess hin zu Liebe, Frieden und Dankbarkeit.

Empfohlene Räucherpflanzen:
Alant, Lavendel, Mädesüß, Odermenning, Schlüsselblume, Ysop

Vertrauen

Als Oberbegriff für das Wort „Vertrauen" wird immer wieder das Wort „Glauben" im Sinn von „festen Halt und Stand gewinnen" genannt. Räuchern kann helfen, fehlendes Vertrauen und Unsicherheit loszuwerden.

Empfohlene Räucherpflanzen:
Angelikawurzel, Beifuß, Eichenrinde, Gänseblümchen, Huflattich, Thymian, Wacholder

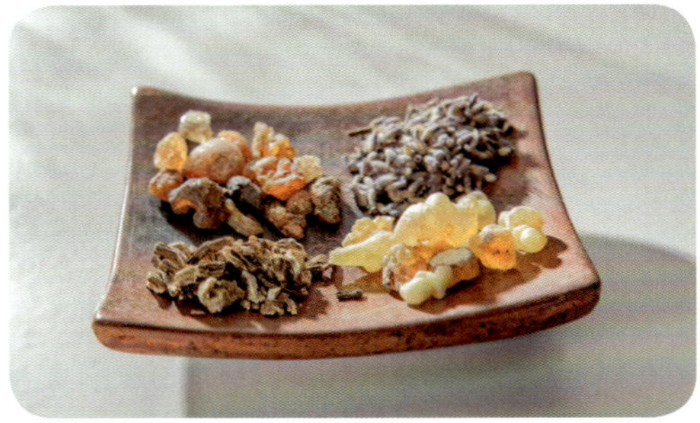

Harmonie

Bei diesem Thema – egal ob es um die innere Balance oder äußere Harmonie geht – soll man besonders nach seiner Intuition räuchern.

Empfohlene Räucherpflanzen:
Lavendel, Rose, Rosenweihrauch, Mariengras, Schafgarbe, Passionsblume, Lärchenharz

Meine jahrelange Erfahrung bestätigt mir immer wieder, dass das Räuchern dem Körper hilft Kraft zu gewinnen und den Geist dabei unterstützt, ruhig zu werden. Es sensibilisiert die Wahrnehmung und aktiviert die Selbstheilungskräfte.

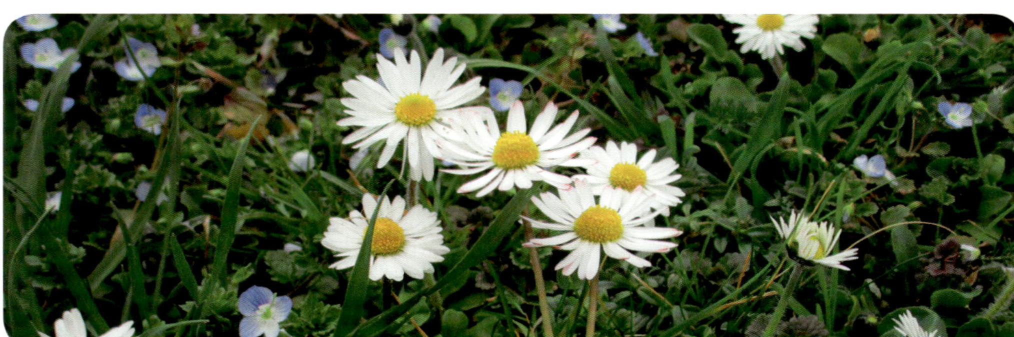

Heilräucherungen für Nutz- und Haustiere

Beim Räuchern werden feinstoffliche Energien frei, die auch Tiere günstig beeinflussen. In der traditionellen Anwendung wurde das Räuchern zur Insektenabwehr bei Tieren und im Stall verwendet oder auch als Desinfektionsmittel für Milchkannen oder Raumluft verwendet. Das Räuchern kann bei Haustieren wie Katzen, Hunden oder Pferden und Nutztieren wie Rindern, Schweinen, Schafen, Ziegen und Geflügel eingesetzt werden. Man kann Nervosität, Atemwegserkrankungen oder Verdauungsprobleme bei Vierbeinern lindern.

Durch den gut entwickelten Geruchssinn der Tiere muss man sehr achtsam und verantwortungsbewusst mit der Dosis des Räucherwerkes umgehen. In Stallungen sollte eine Räucherung nur in Begleitung einer zweiten Person, die ein Gefäß mit Wasser mitträgt, durchgeführt werden. So kann man bei einem Missgeschick die Glut schnell löschen.

Räuchergefäße mit einem Deckel verwenden, um zu verhindern, dass große Tiere bei schnellen Bewegungen gegen das Gefäß stoßen.

Atemwege

Für das Räuchern der Atemwege verwende ich einen Weihrauchbrenner (Räucherstövchen) oder, wie beim Räuchern für Menschen beschrieben, ein rauchgetränktes Tuch. Dieses dem Tier vor Nase halten oder/und auf die Brust legen.

Bei Husten und Bronchitis:

- **Fichtenharz** wirkt gegen Husten und bringt Erleichterung; es kann mit Veilchenblüten (entzündungshemmend und schleimfördernd) ergänzt werden.
- **Thymian** löst und beruhigt bei krampfartigem Husten; wirkt antibakteriell und auswurffördernd. Bei einer akuten Bronchitis von Pferden ist Thymian ein sehr gutes Mittel. Vorsicht: Langsam von vorne an das Tier herangehen, sonst kann es scheuen.
- **Salbei** bei Husten und Auswurf mit weißem Schleim; wirkt adstringierend, krampflösend, antimikrobiell und sekretionsfördernd. Muskatellersalbei hilft vor allem bei Katzenschnupfen.

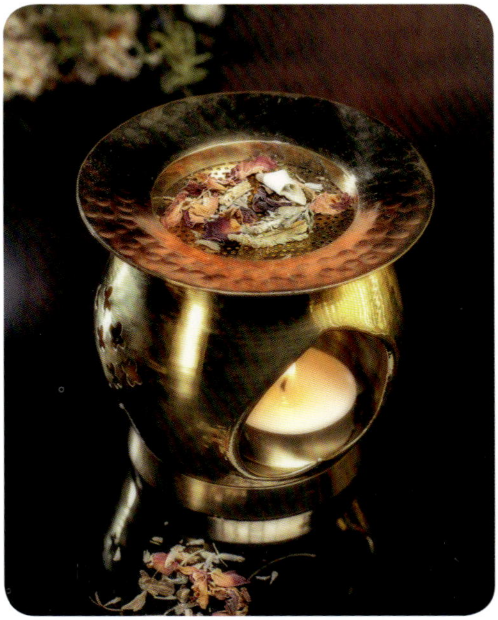

- **Kampfer** wird häufig in der Homöopathie und Tiermedizin eingesetzt. Verringert das Druckgefühl in der Brust, wirkt entzündungshemmend, schmerzlindernd und antibakteriell. Der echte Kampfer brennt auch ohne Kohle – nur anzünden.
- **Fenchel** löst Schleim und beruhigt Husten, wirkt entkrampfend, auswurffördernd, krampflösend und antimikrobiell.

Unruhe – Nervosität

Auch in diesem Fall verwende ich einen Weihrauchbrenner (Räucherstövchen). Beruhigende Heilpflanzen verwenden:

- **Baldrian:** bewährtes Mittel gegen Nervosität; beruhigt den Geist, wirkt auch bei Katzen, wo er allerdings zunächst niedrig dosiert anregend und stimulierend wirkt und nur in ausreichend hoher Dosierung beruhigt.

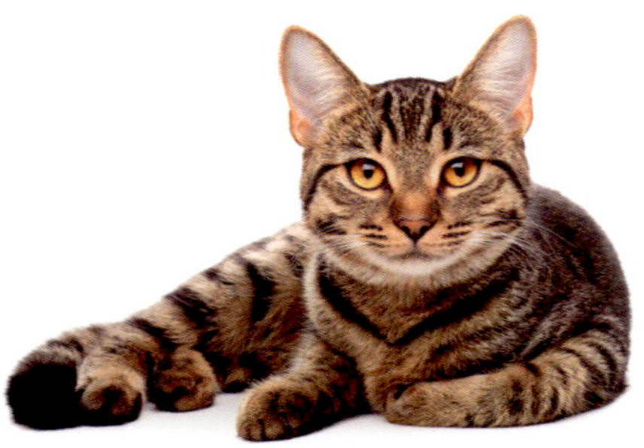

- **Lavendel** hat eine leicht beruhigende Wirkung auf das Zentralnervensystem, hilft bei Unruhe und Angst, gleicht bei Erschöpfung und Überreizung aus. Lavendel beruhigt aggressive und nächtens überaktive Katzen.
- **Melisse** in mäßiger Dosis wirkt wie ein mildes Beruhigungsmittel bei Angst und Nervosität, ist krampflösend und antiviral. Gutes Mittel für unruhige, nervöse und aufgebrachte Hunde.
- **Passionsblume** beruhigt den Geist, nimmt Nervosität, Anspannung und Reizbarkeit, wirkt gleichzeitig stimmungsaufhellend und anregend.
- **Die Römische Kamille ist bekannt dafür, dass sie nervöse, unruhige und aufgebrachte Hunde beruhigt.** Ich würde in diesem Fall nicht sofort räuchern, sondern ein Tuch im Rauch tränken und dem Tier um den Hals legen oder binden. Dieses Ritual entspannt und der Hund assoziiert in der Folge den Duft mit Beruhigung. Am besten wählt man den Zeitpunkt nach einem Spaziergang, wo sich der Hund hinlegt und ausruht.
  Dieses Ritual – je nach Bedarf – über Tage oder Wochen hinweg durchführen.
- **Kamille** hilft zum Beispiel eifersüchtigen Katzen. Kommt ein zweites Katzerl ins Haus, fürchtet die schnurrende Hausherrin um ihr Revier und die Zuwendung des Frauchens/Herrchens. Katzen reagieren dann häufig mit Aggression oder Rückzug, werden unrein etc. Getrocknete Rosen- und Kamillenblüten, auf einem Stövchen verräuchert, helfen in der Katzenseele und auch im Raum wieder Harmonie herzustellen.

Verdauung

Eine Räucherung mit Heilpflanzen kann bei Appetitlosigkeit, Durchfall, Reizmagen und Entzündungen im Maul- und Rachenraum angewendet werden.

- **Kamille** bei Entzündungen im Maul- und Rachenraum, hilft bei Brechreiz und Erbrechen, wirkt in erster Linie entzündungswidrig und desinfizierend.
- **Dill** tonisiert den Magen, hilft bei Appetitlosigkeit und Übelkeit, wirkt entblähend, krampflösend und magenstärkend. Vor dem Räuchern die Samen in einem Mörser zerkleinern.

Parasiten (Zecken, Flöhe und Milben)

- **Wacholder**, auch Feuerbaum genannt, ist eines der ältesten bekannten Räuchermittel in der Tiermedizin und hilft gegen Zecken und Flöhe.
- **Rainfarn** hält Insekten und Schädlinge vom Fell der Tiere fern und schützt vor Hautinfektionen. Vorsicht: Rainfarn ist frisch schwach giftig.
- **Lavendel** hilft nicht nur bei Unruhe und Angst, sondern auch zur Insektenabwehr vor allem bei Pferden.
- **Weihrauch** im Weihrauchbrenner (Räucherstövchen) langsam schmelzen lassen, wirkt nicht nur stimmungsaufhellend, sondern hilft auch bei Parasitenbefall.

Jeder, der mit einem „Vierpfoter" lebt, weiß, dass Katzen und Hunde sensible und hingebungsvolle Tiere sind, die energetische Belastungen vom Halter übernehmen können. Das kann so weit gehen, dass das Tier die gleichen körperlichen Beschwerden zeigt wie sein Frauchen/Herrchen. Daher ist es hilfreich, Anspannung bzw. belastende Energien für Mensch und Tier mit Weihrauch abzubauen.

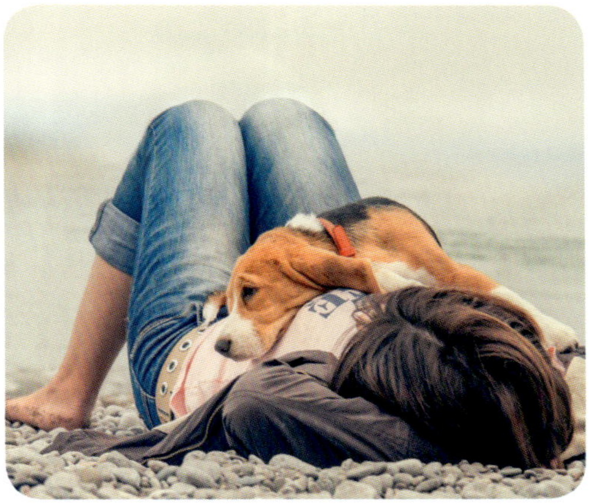

Hinweis:
Räuchern ersetzt keine medizinische Behandlung durch den Tierarzt oder eine professionelle Tierverhaltenstherapie. Es kann aber ergänzend zum Wohlbefinden unserer vierbeinigen Freunde beitragen.

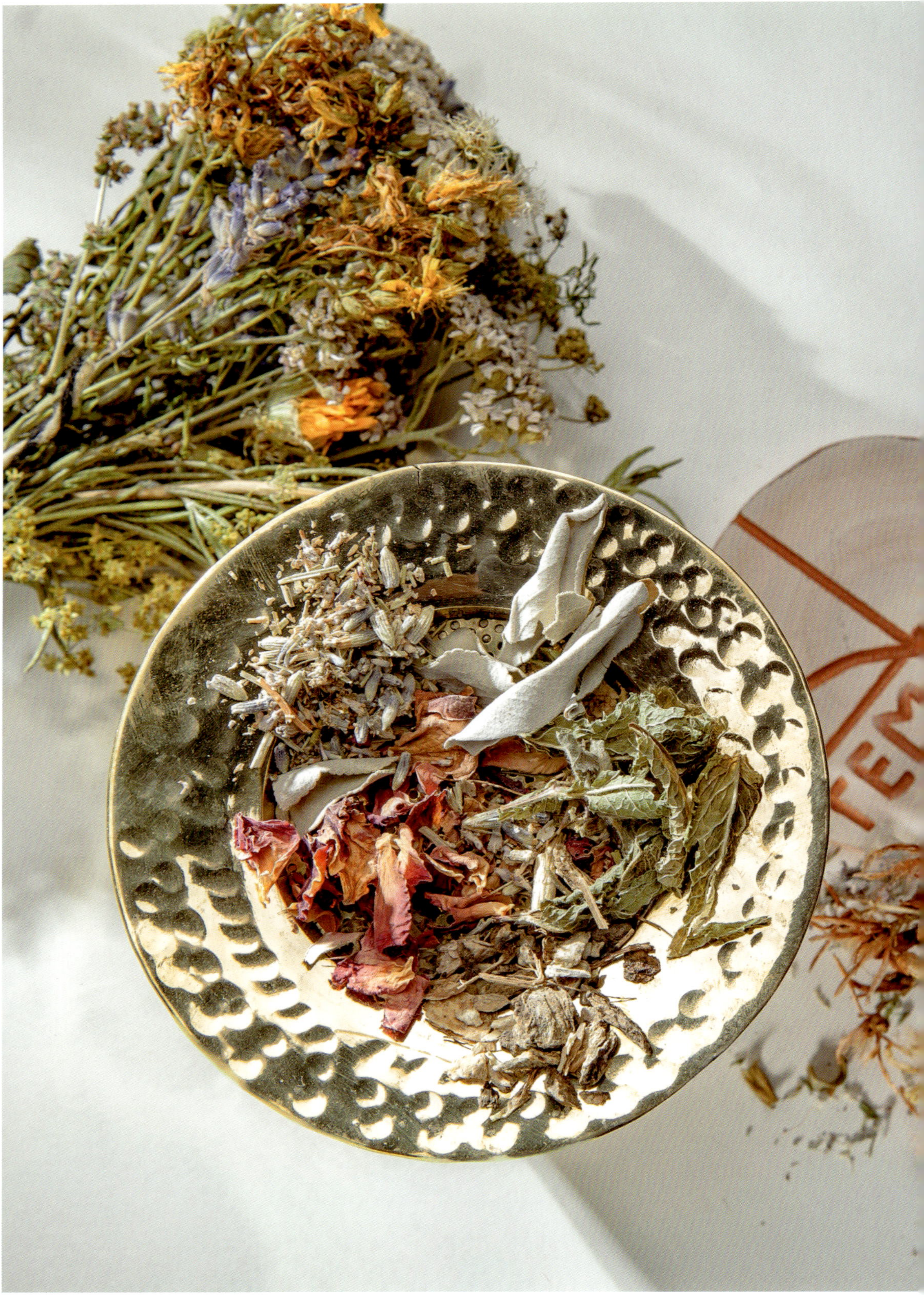

Die Traditionelle Europäische Medizin (TEM)

Wer die Räucherpraxis in der TEM verstehen und anwenden möchte, sollte sich vorher mit den Grundprinzipien der alten Heilkunde vertraut machen. Traditionelle Medizin ist eine Erfahrungsmedizin, die alle Sinne mit einbindet und den Menschen im Wechselspiel mit seiner Lebensumwelt wahrnimmt. Auch wenn es derzeit noch die Ausnahme ist, dass altes und neues Wissen in der Praxis der integrativen Medizin zusammenfinden, steigt das Bewusstsein für die Kombination von Hightechmedizin und Naturheilkunde. Das Verständnis des Zusammenwirkens von Körper, Geist und Seele sowie das Eingebundensein in die Umwelt macht die traditionelle Medizin so interessant.

Wir brauchen nicht in die Ferne exotischer alter Heilweisen wie TCM und Ayurveda schweifen, denn das Heilsame liegt so nah! Wobei die alten Heiltraditionen von Ost und West in ihrem Kern auf ähnlichen Erkenntnissen basieren.

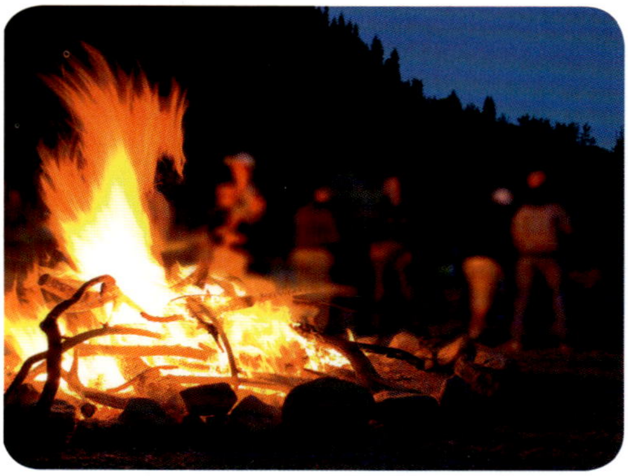

„Tradition bedeutet nicht die Bewahrung der Asche, sondern das Weitertragen des Feuers!"

Arnold Mayer,
deutscher Heilpraktiker und Autor im Lehrbuch und Atlas zur TEM

Neueste Untersuchungen an der 1991 gefundenen Eismumie vom Similaun-Gletscher in den Ötztaler Alpen, besser bekannt als ÖTZI, haben gezeigt, dass die Ursprünge der europäischen Medizin noch weiter zurückgehen als vermutet. Hautbefunde sprechen dafür, dass ÖTZI schon vor 5000 Jahren mit Akupunktur behandelt wurde. Die genadelten Punkte, die man am Mann im Eis fand, entsprechen den heutigen in der Akupunktur der TCM und auch in der Reflexologie der TEM. Das wird als Zeugnis einer schon damals auf Energielehre basierten Medizin gewertet.

Highlights in der europäischen Medizingeschichte

Die Fragen „Wie erhalte ich mich gesund?“ und „Wie genese ich von Krankheit oder Verletzung?“ haben den Menschen von Urzeiten an beschäftigt.

Die TEM hat griechische, römische, vielleicht auch ägyptische Wurzeln, nahm germanische, keltische und slawische Impulse auf. Sie ist beinahe 3000 Jahre am Krankenbett erprobt und gelebt worden.

Bereits in der Steinzeit wurden chirurgische Eingriffe vorgenommen, wie uns einige Knochenfunde bestätigen. Eindrucksvoll ist, dass offenbar schon Trepanationen, also Öffnungen der Schädeldecke, durchgeführt wurden und der Patient diese auch überleben konnte. In einigen alten Hochkulturen, wie zum Beispiel in Ägypten, war die Vorstellung von sogenannten „magischen Similia“ in der Heilkunst verbreitet. „Simile“ stammt aus dem Lateinischen und bedeutet „ähnlich, auf ähnliche Weise“. Diese „Similia“ wurden einst als Vorläufer der Homöopathie betrachtet, was nicht stimmt, denn die ägyptischen „Ähnlichkeiten“ haben nichts mit dem Hahnemann´schen Prinzip der Ähnlichkeit („similia similibus“) zu tun.

Das magische Simile war eine Art Ähnlichkeitszauber. Man versuchte bestimmte Eigenschaften zu übertragen. Zum Beispiel gab man einem stummen Kind vom selben Wasser zu trinken, aus dem eine Nachtigall getrunken hatte. Die Nachtigall ist bekannt für ihre schöne Stimme und diese sollte sich auf das Kind übertragen.

Im griechischen Raum ist kaum von magischen Heilritualen die Rede. Die

MEILENSTEINE DER TEM

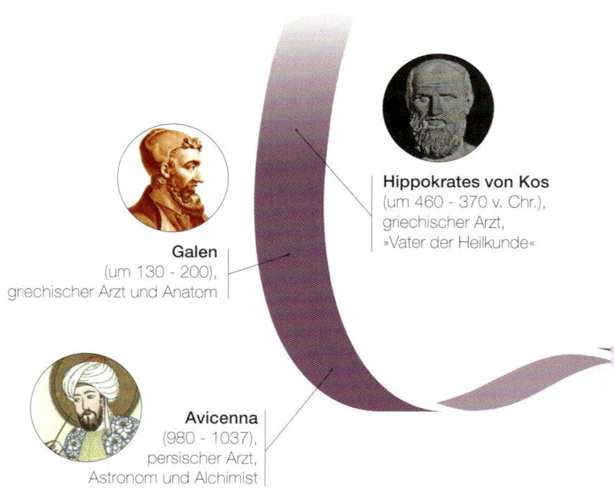

alten Griechen entdeckten die Bedeutung der Prävention, sprich sie erkannten, dass es ebenso wichtig ist, Krankheiten zu vermeiden wie diese zu heilen. Deshalb war es die Aufgabe der Medizin und der Ärzte, den Menschen eine Lebensweise nahezubringen, die Krankheiten nach Möglichkeit abwehrt. Die Medizin umfasst folgende Aufgaben: die „ars restituendi sanitatem", die Heilung von Krankheiten, sowie die „ars conservandi", die Gesundhaltung des Körpers. Alte griechische Philosophen wie **Aristoteles** vermittelten Richtlinien für die Prävention auf dem Gebiet der Diätetik oder der Hygiene. Es wurde schon damals empfohlen, sich nicht der Völlerei hinzugeben und sich täglich Gesicht und Hände zu waschen. Beim Baden war man großzügiger: Diese Reinigung sollte einmal im Monat reichen.

Hippokrates von Kos
(etwa 460–370 v. Chr.) ist der wahrscheinlich bekannteste antike Arzt, auch Vater der Medizin genannt. In der hippokratischen Lehre stand die erkrankte Person, nicht aber seine Krankheit im Mittelpunkt. Eine Krankheit konnte sich bei jedem anders äußern. Deshalb musste auf die individuellen Bedürfnisse eines jeden Kranken eingegangen werden.

Grundlage seiner Betrachtungen war die Vier-Elemente-Lehre nach dem griechischen Philosophen, Politiker und Dichter **Empedokles** (5. Jh. v. Chr.). Hippokrates hat den Elementen Luft, Wasser, Feuer und Erde die vier Körpersäfte mit den dazugehörigen Temperamenten und Organen zugeordnet. Gesundheit war definiert durch das richtige Mischungsverhältnis der Säfte (= Eukrasie).

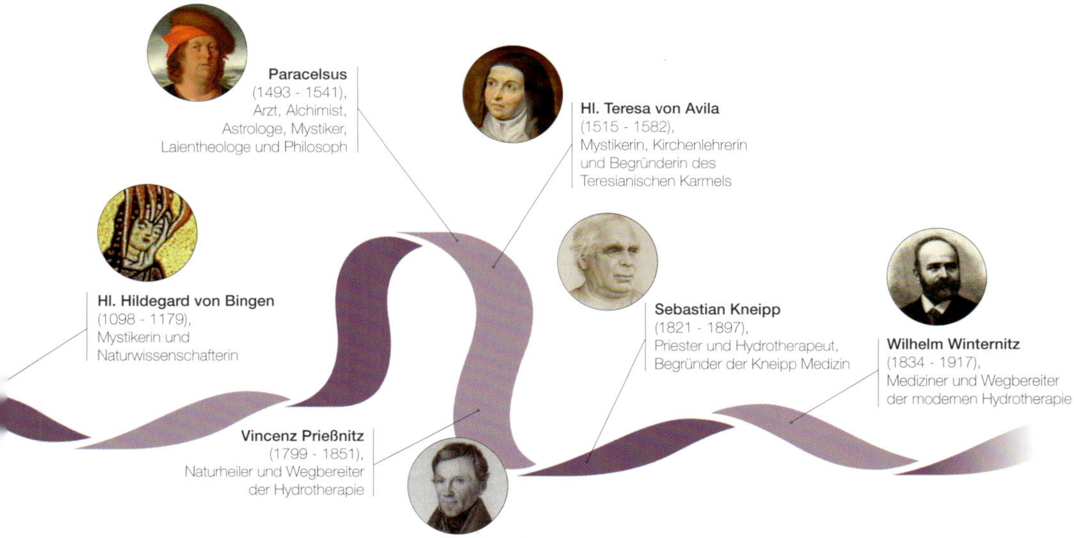

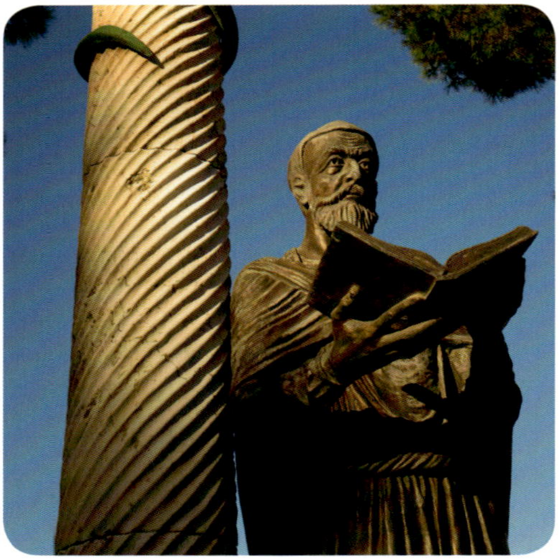

Galenos von Pergamon
(etwa 130–200 n. Chr.) ist ein weiterer berühmter Arzt der ausgehenden Antike. Auf seinem System der Säftelehre, das er differenziert beschrieben hat, war die gesamte mittelalterliche Medizin aufgebaut. Erst mit **Paracelsus** war die galenische Theorie überholt. Galen schuf ein einheitliches medizinisches System aus zwei Teilbereichen, der Gesundhaltung des Körpers und der Heilung von Krankheit.

Heilung basierte wiederum auf drei Säulen, der Physiologie, der Pathologie und der Therapie. Zur Therapie gehören Diätetik, Pharmazeutik und Chirurgie. Die Physiologie beschäftigt sich mit allen natürlichen Vorgängen, den „res naturales". Diese Wissenschaft bezieht sich nicht nur auf den Körper, sondern umfasst die gesamte Natur. Die Pathologie befasst sich mit krankhaften Vorgängen im Körper, den „res contra naturam". Die Therapie des galenischen Systems stützte sich auf die Verabreichung von individuellen Arzneien und die Einhaltung einer Diät.

Im frühen europäischen Mittelalter gerieten viele der antiken Lehren durch Völkerwanderungen und die beginnende Christianisierung in Vergessenheit. Im islamischen Kulturraum und im byzantinischen Osten wurde dagegen die antike Tradition weiter gepflegt und fand durch Übersetzungen ins Lateinische abermals Eingang in die europäische Gedankenwelt.

Im Mittelalter erreichte die Klostermedizin mit **Hildegard von Bingen** ihren Höhepunkt. Der Arzt und Philosoph **Paracelsus** genauso wie **Samuel Hahnemann** mit seiner Homöopathie, **Rudolf Steiner** mit der Anthroposophie und **Pfarrer Sebastian Kneipp** mit den fünf Säulen für ein gesundes Leben wurden im Laufe der Jahrhunderte zu wertvollen Vertretern und Impulsgebern der TEM.

Der medizinische Umbruch im 19. Jahrhundert mit der Hinwendung zur Zellularpathologie beendete die Ära der TEM als universitärer Medizin. Die Schulmedizin ging immer mehr ins Detail, ohne Aufmerksamkeit auf das Ganze. Die TEM lebte und lebt im Volk, bei traditionellen Heilern und in der Ganzheitsmedizin weiter. Sie wird seit einigen Jahren Schritt für Schritt von Wissenschaftern verschiedener Bereiche aus alten Schriften, Kräuterbüchern etc. ausgegraben, zusammengetragen und wiederbelebt.

Grundlegende Prinzipien der TEM

1 Ganzheitliche Betrachtung des Menschen

In der ganzheitlichen Betrachtung des Menschen wurde der Patient als einzigartiges, veränderungsfähiges Wesen, das große Heilschätze in sich birgt, gesehen. Wenn der Organismus aus der Balance geraten war, hatte der Arzt eine Summe von diagnostischen Methoden, allen voran das Anamnesegespräch ohne Zeitdruck. Dabei ging es nicht um die Frage „Was fehlt dir?". Zuallererst erkundigte sich der Arzt: „Wie geht es dir in der Beziehung mit deiner Frau, den Kindern, in der Arbeit, Umgebung etc.?" Es wurden alle Lebensbereiche hinterfragt und das Zusammenspiel betrachtet (siehe Abbildung). Anschließend wurde der Patient mit allen Sinnen durch den Arzt wahrgenommen: abgehorcht, beklopft. Weitere Diagnoseverfahren waren und sind etwa die ausgereifte Puls- und Zungendiagnostik, die Antlitzdiagnostik, die Analyse des Blutes oder auch die Iridologie (Begutachtung der Iris). Die genaue Analyse der Einflüsse innerer und äußerer Reize (= der „temperatio") auf den Patienten dient zur Beurteilung des individuellen Temperamentes.

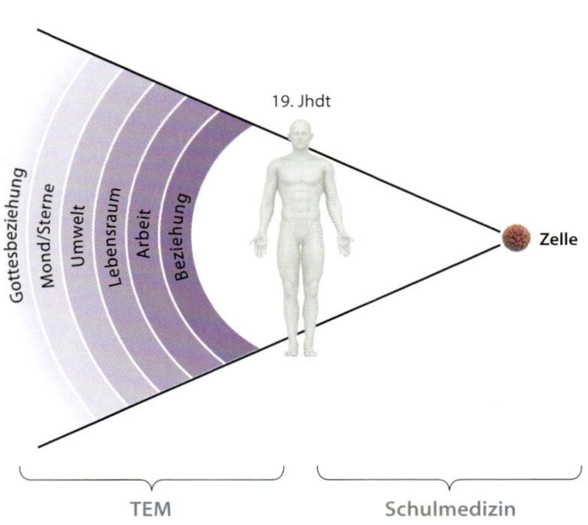

In der Zusammenschau mit schulmedizinischen Untersuchungsergebnissen kann heute umfassend befundet werden.

2 Ausgewogenheit der Säfte

Im Wesentlichen besteht jeder Körper aus Blut (lat. sanguis), Schleim (griech. phlégma), der (gelben) Galle (griech. cholé) und der schwarzen Galle (griech. mélaina cholé). Sind diese Säfte im Gleichgewicht (Eukrasie), sind Körper und Geist gesund. Krankheitssymptome beschreiben ein Ungleichgewicht (Dyskrasie) der Säfte und das Bestreben des Körpers, kranke Säfte unschädlich zu machen und auszustoßen. Wenn jemand krank wird, muss man die natürliche Heilkraft des Körpers anregen, damit die Säfte wieder zu ihrem Gleichgewicht finden.

In der Antike glaubte man, dass der Körper von diesen vier Säften gesteuert wird. Die genannten Säfte sind nicht als Flüssigkeiten, sondern als Grundfunktionen (Kräfte) im Organismus zu sehen. Diese Funktionsprinzipien vereinen sich mit den Wirkprinzipien des Lebens, nämlich Wärme und Feuchtigkeit oder anders ausgedrückt: mit Energie und Substanz.

Beide sind voneinander abhängig, bedingen einander und können jeweils ineinander umgewandelt werden. Die Energie bewegt sich zwischen den Polen warm und kalt, die Substanz zwischen feucht und trocken.

Die schwarze Galle werde, so glaubte man, in der Milz produziert. Bis heute kann man aus den alten Quellen nicht konkret schließen, was mit dem Begriff „schwarze Galle“ gemeint war. Der Schleim wurde dem Gehirn zugeordnet und sollte den Körper kühlen. Das Blut gehörte zum Herzen und die gelbe Galle wurde der heutigen Denkweise entsprechend schon der Leber zugeordnet.

Der Arzt musste einst wissen, in welche Richtung der Säftehaushalt bei einer bestimmten Krankheit verschoben ist. War zum Beispiel zu viel Blut im Körper vorhanden, konnte die Methode des Aderlasses die Krankheit vertreiben. Man musste natürlich auch, je nach Jahreszeit, das jeweilige naturgegebene Ungleichgewicht im Körper ausgleichen. Zum Beispiel sollte man im Winter, der ja kalt und feucht ist, besonders wärmespendende Heilkräuter zu sich nehmen.

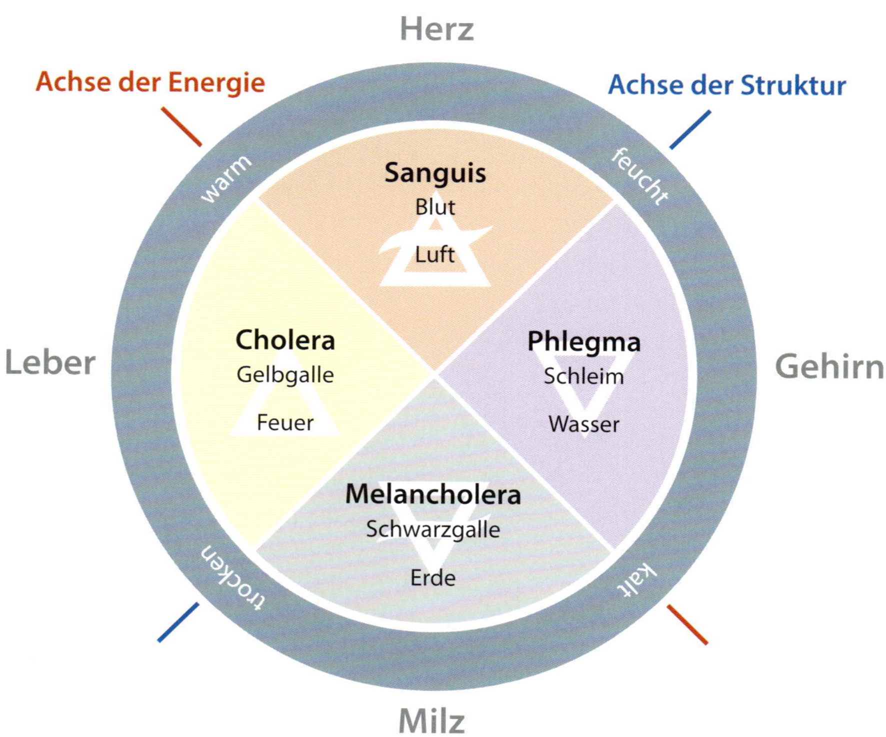

Die Skizze zeigt eine schematische Darstellung der Elemente Luft, Wasser, Feuer, Erde und der Zuordnung von Säften sowie Organen, die in der Humoralmedizin einen Archetyp (Sanguiniker, Phlegmatiker, Choleriker, Melancholiker) beschreiben.

Im Gleichgewicht (Eukrasie) heißt gesund

Wie erwähnt ist der Mensch gesund, wenn sich die Säfte im Gleichgewicht, die „Eigenschaften“ in der Mitte befinden. Die Mitte ist durch das richtige Verhältnis der Körpersäfte definiert, was bei jedem Menschen unterschiedlich ist. Daher ist kein Kranker gleich zu behandeln. Wahre Ausgeglichenheit ist ein Zustand der vollkommenen Gesundheit und wird selten erreicht.

Jeder Saft ist einem Element zugeteilt. Rotes Blut der Luft, gelbe Galle dem Feuer, schwarze Galle der Erde und weißer Schleim dem Wasser.

Die Elemente sind die Grundbausteine des menschlichen Körpers. Man unterscheidet zwischen leichten und schweren Elementen. Leichte sind Feuer und Luft. Sie unterstützen die Entstehung und Bewegung der Lebensgeister. Schwere Elemente sind Erde und Wasser. Sie unterstützen die Ruhe und Gelassenheit im Körper. In der TEM kommt ein fünftes Element hinzu: der Äther. Das Element Äther gilt heute als das Übergeordnete/Feinstoffliche und in der Philosophie spiegelt sich Äther in dem Begriff Quintessenz („das Wesentliche, das Wichtigste“).

3 Jedem sein Temperament – Archetypen

Ein weiterer bedeutender Grundaspekt der Traditionellen Europäischen Medizin ist die Temperamentenlehre, die mehr als 2500 Jahre alt ist. Die Temperamente, auch Archetypen genannt, geben an, wie ein Mensch seinem vorherrschenden energetischen Prinzip (Säftelehre) entsprechend auf äußere und innere Einflüsse reagiert.

Der Phlegmatiker verkörpert das Wasser-Prinzip und die gespeicherte, ernährende Energie (Reserven) mit den Eigenschaften kalt und feucht. Beharrlich, genussvoll und verlässlich, aber ohne große Eigeninitiative meistert er das Leben.

Temperament	Säfteprinzip	Qualitäten	Elemente	Kardinalorgan
Phlegmatiker	Phlegma (Schleim)	kalt/feucht	Wasser	Gehirn
Sanguiniker	Sanguis (Blut)	warm/feucht	Luft	Herz
Choleriker	Cholera (gelbe Galle)	warm/trocken	Feuer	Leber-Galle-System
Melancholiker	Melancholera (schwarze Galle)	kalt/trocken	Erde	Milz, Magen, Nieren

Der Sanguiniker verkörpert das Luft-Prinzip und die aktive Qualität mit den Eigenschaften warm und feucht. Begeisterungsfähig, offenen Herzens und meist optimistisch geht er durch das Leben.

Der Choleriker verkörpert das Feuer-Prinzip und den inneren Antrieb mit den Eigenschaften warm und trocken. Extrovertiert, hitzköpfig und manchmal auch etwas unkontrolliert bewältigt er das Leben.

Der Melancholiker verkörpert das Erd-Prinzip und die begrenzende und beschränkende Kraft mit den Eigenschaften kalt und trocken. Viel denkend, ja vielleicht grübelnd und introvertiert meistert er das Leben.

Bestimmung des eigenen Archetyps:
Wer folgendem Link folgt, kann mittels Online-Fragebogen des 1. Zentrums für TEM in Bad Kreuzen seinen Archetyp selbst bestimmen.
http://www.tem-zentrum.at/archetypen-fragebogen/fragebogen.php

Wir alle sind vornehmlich Mischtypen, wobei meist ein Temperament vorherrschend ist. Die TEM-Therapien werden auf die individuelle Konstitution abgestimmt, sodass die Stärken des Naturells gefördert, die körperlich-geistig-seelischen Kräfte harmonisiert und die Selbstheilung angeregt werden, um Beschwerden zu lindern.

Die alte Heilkunst betrachtet den Menschen mit seiner ihm ureigensten Konstitution und Gedankenwelt nicht isoliert, sondern in der Zusammenschau mit Lebensumständen, aber auch im Wechselspiel mit Jahreszeit, Umwelt, Klima und Lebensphase. Methoden wie Aderlass, Schröpfen, Klostermedizin, Heilpflanzen nach der Signaturenlehre, Wasseranwendungen und Spezialmassagen alter Überlieferung kommen zum Einsatz. Die traditionelle Medizin kann begleitend und unterstützend zur Schulmedizin eingesetzt werden.

4 Heilpflanzen

Neben der Lebensordnung (Lebensstil), Ernährung, Bewegung und physikalischen Therapien haben die Heilpflanzen einen hohen Stellenwert in der traditionellen Medizin. Es kommen Pflanzen frisch oder als Aufguss bzw. Auskochung (Tee), Saft, Tinktur, Extrakt, Pulver, ätherisches Öl etc. therapeutisch zum Einsatz. Bis ins 19. Jahrhundert hinein nimmt die Heilpflanzenkunde und Phytotherapie in Europa die wichtigste Rolle bei der medizinischen Versorgung ein.

In der Antike wird das Heilpflanzenwissen systematisch festgehalten.

Der römische Gelehrte **Plinius der Ältere** (24–79 n. Chr.) beschrieb bereits 1000 Heilpflanzen in seinem Werk

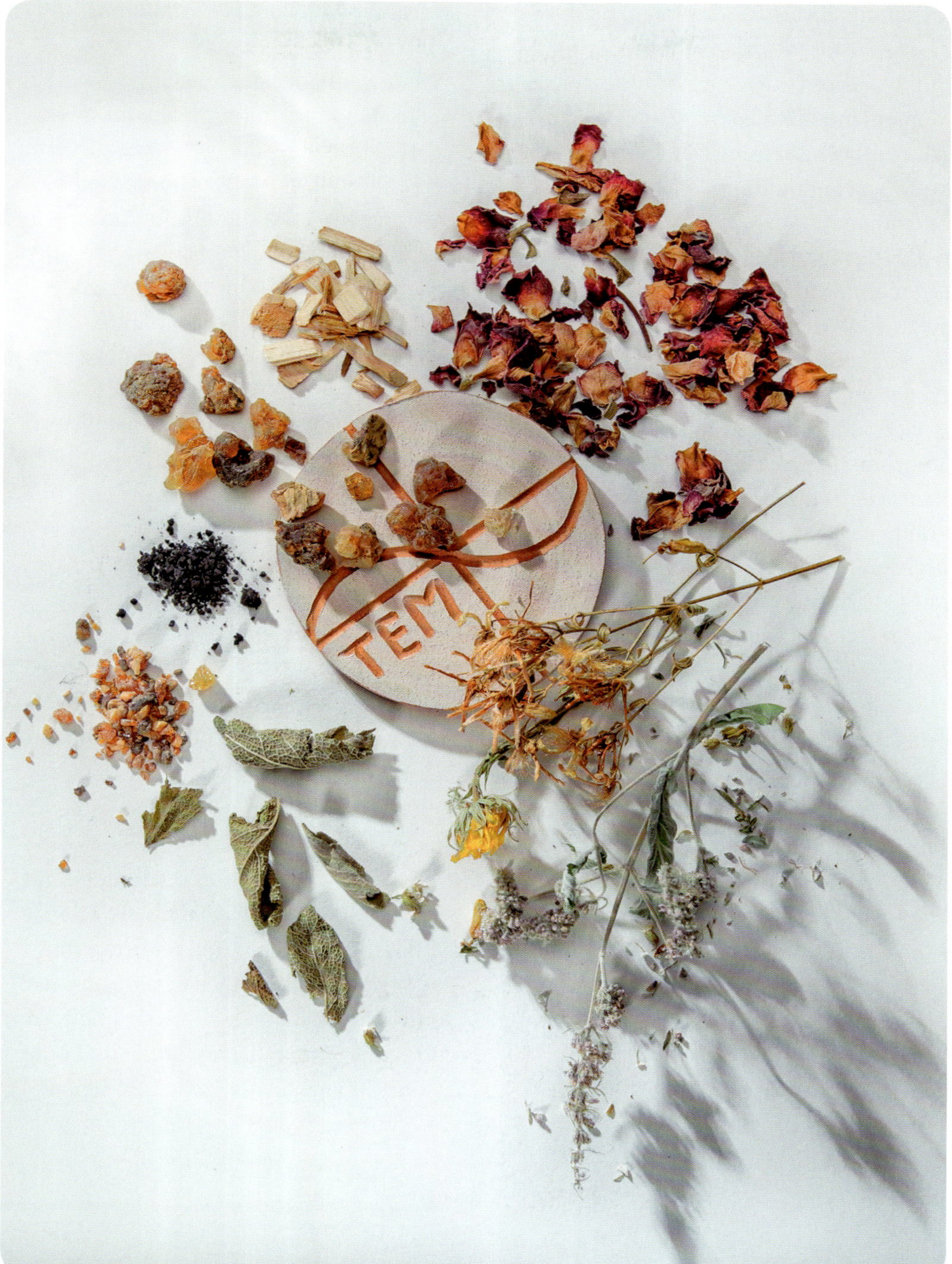
TEM

„Naturalis historia", einem enzyklopädischen Werk zur Naturkunde. Erstmalig ordnete **Galen** auch Arzneistoffe den Elementenqualitäten zu. Zum Beispiel können bei kalten und feuchten Erkrankungen wie Erkältung, wärmende und trocknende Pflanzen, Linderung schaffen. Bei **Hildegard von Bingen** werden in ihrem naturheilkundlich-medizinischen Werk viele Arzneien mit Qualitäten und Wirkungsweisen beschrieben. Ende des 11. Jahrhunderts entstand das Werk „Macer floridus" von Mönch **Odo Magdunensis**, das im mitteleuropäischen Raum als Standardwerk der Kräuterheilkunde galt. Odo meinte, dass das spezifische Wirkungspotential von Pflanzen mit den Primärqualitäten (warm-kalt, feucht-trocken) verbunden ist und für Heilzwecke genutzt werden kann.

Die Verbreitung des Pflanzenwissens geschah im deutschsprachigen Raum vor allem durch die gut dokumentierte Klostermedizin, durch zahlreiche Handschriften und Kräuterbücher, die mit der Erfindung des Buchdrucks in großer Zahl aufgelegt wurden.

In unserer modernen, naturwissenschaftlich geprägten Forschung und Medizin werden meist einzelne Inhaltsstoffe der Pflanze extrahiert und genutzt wie etwa beim Herzmittel/Herzglykosid Digitalis (Extrakt aus dem Fingerhut).

Man weiß aber heute auch, dass die Wirkung von Phytopharmaka oft nicht auf einzelne Substanzen zurückzuführen ist, sondern dass ein Zusammenspiel mehrerer Inhaltsstoffe für die Gesamtwirkung eines pflanzlichen Arzneimittels verantwortlich ist. Die TEM verwendet die Pflanzen gemäß der Signaturenlehre als Ganzes. Man betrachtete früher zum Beispiel, wo eine Pflanze wächst, wie sie aussieht, welche Farbe, welchen Geschmack und Duft sie hat. Die Pflanze wird als Lebewesen mit Haupt- und Nebenwirkstoffen gesehen, die in ihrer Wirkung zusammenspielen und auf verschiedene Systeme im menschlichen Organismus wirken. Die Pflanzenseele kann die Menschenseele beeinflussen, was man in der Homöopathie, beim Räuchern oder bei Bachblütenessenzen nutzt. So können Heilpflanzen Impulsgeber auf der körperlichen, mentalen und emotionalen Ebene sein. Sie regen die Selbstregulation und -heilung an. So wie der Mensch besitzt auch die Pflanze humorale Qualitäten, die wir uns beim Räuchern zunutze machen. So kann man den Archetypen auch spezielle Pflanzen zuordnen. Zum Beispiel kühlende Pflanzen für hitzige, cholerische Menschen.

Im Sinn der TEM wesensgerecht räuchern

Meine Erfahrung im 1. Zentrum für TEM in Bad Kreuzen zeigt, dass die Wirkung einer Räucherung je nach Archetyp unterschiedlich sein kann. Daher sprechen Sanguiniker, Phlegmatiker, Choleriker und Melancholiker auf typgerechte Räuchermischungen besonders gut an. Mit der Wahl der Räucherstoffe versucht man, die Säfteharmonie zu fördern und somit die Energiebalance herzustellen sowie Körperfunktionen positiv zu beeinflussen.

Jedem Archetyp seine Räucherpflanze

Es gibt zwar Aufzeichnungen wie Heilpflanzen beim Räuchern wirken, aber nicht im Kontext zur Säftelehre, zu den Archetypen der TEM. Meine Zuordnung der Heilpflanzen basiert auf Räuchererfahrung und -beobachtung sowie Wissen aus der TEM. Die Pflanzen unterstützen die Eukrasie.

Räuchermischung Eukrasia tut allen gut: „Eukrasia" empfinden alle Archetypen als wohltuend und ausgleichend. Sie beinhaltet: 1 Teil Rosenblüten, 1 Teil Zirbe, 1 Teil Lavendel, 1 Teil Eisenkraut, 1/2 Teil Styrax, 1/2 Teil Alantwurzel.

Alle Bestanteile trocknen, in den Mörser geben, zerkleinern und gut durchmischen. In kleiner Menge auf der Räucherkohle verglühen lassen oder in einer Schale über einem Teelicht erhitzen.

Diese Räuchermischung bringt unsere Säfte im Organismus in Balance. Sie beruhigt, harmonisiert, ohne schläfrig zu machen. Die Mischung ist zur Entspannung am Tag oder für eine Abendräucherung gut geeignet.

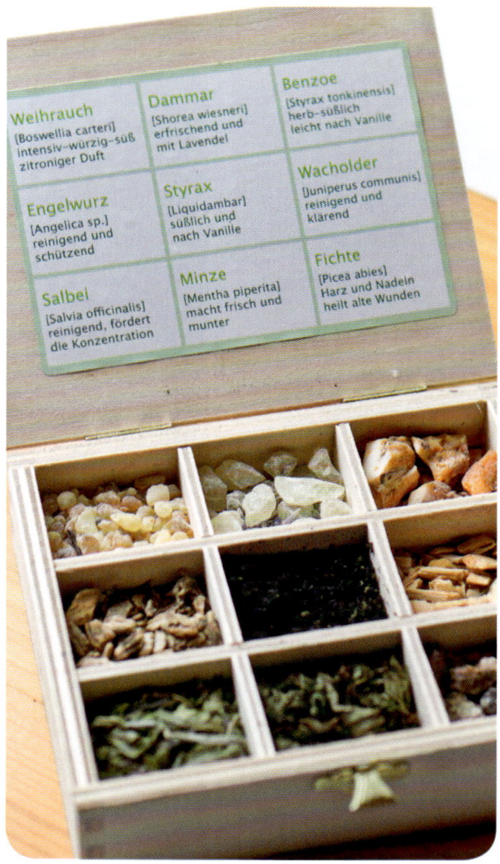

Phlegmatiker

Dieser Archetyp verkörpert die Fähigkeit, einen kühlen Kopf zu bewahren, wo andere ihn längst verlieren

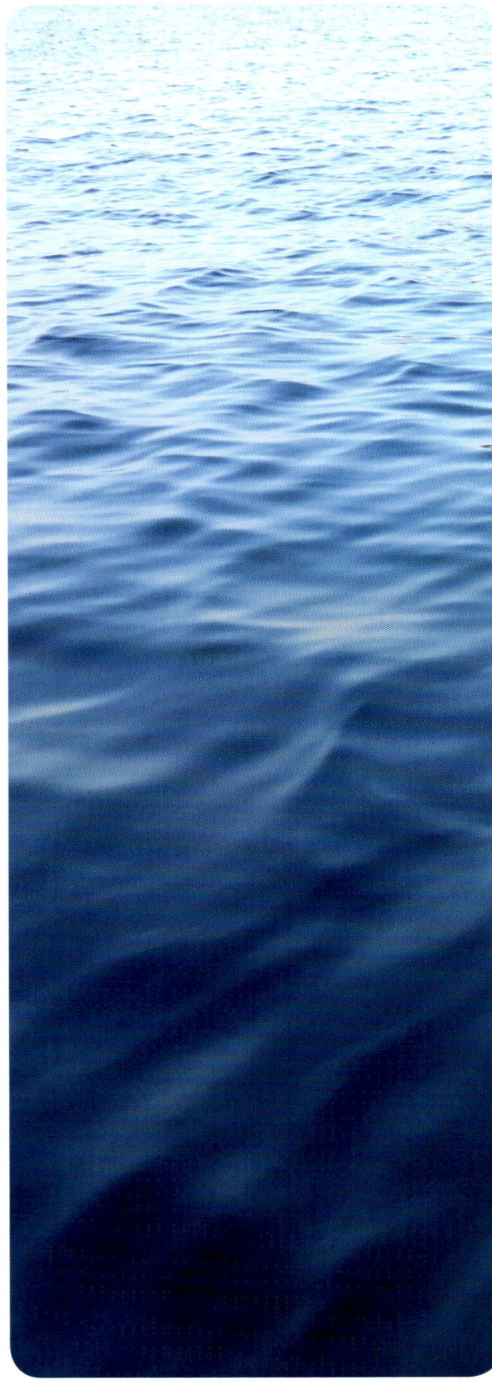

Genuss ist dem Phlegmatiker wichtig und man kann sich auf ihn verlassen. Ein Phlegmatiker steht für Hilfsbereitschaft, Liebe, Intuition und Mitgefühl. Er bringt Reserven mit, um Dinge zu vollenden, aber er initiiert wenig selbst. Er hat Probleme, in Gang zu kommen, aber wenn er läuft, dann beharrlich und voll Energie. Das ernährende und speichernde Prinzip (Schleim) herrscht vor.

Konstitution: Phlegma (Schleim)
Qualität: kalt und feucht
Element: Wasser

Häufige Beschwerden: Die Feuchtigkeit stagniert. Neigung zu Schwellungen der Schleimhäute, Probleme mit den Mandeln, Katarrhe, Ekzeme, Hautausschlag. Die Symptome sind eher moderat und lang anhaltend.

Stärkung der Konstitution: Wärmende und trocknende Anwendungen, Fieber nicht unterdrücken. Warmer Brustwickel.

Zu viel Phlegma kann zu Sturheit und extremer Beharrlichkeit im Verhalten führen. Die zugeordneten Räucherpflanzen helfen übermäßige Verbohrtheit zu harmonisieren:

Fenchel

(Foeniculum vulgare)

Duft: fruchtig, frisch, anisartig
Qualität: warm und trocken
Organzuordnung:
Leber, Niere, Milz, Magen
Säftebezug:
leitet den zähen, kalten Schleim aus

Wirkung auf geistiger und emotionaler Ebene:
Führt zu innerer Stabilität bei strapazierten Nerven, wirkt entspannend, beruhigend, ausgleichend und stärkend. Gibt Wärme und Geborgenheit. Hilft bei gefühlsbedingten Problemen, die sich auf das Verdauungssystem auswirken.

Wirkung auf körperlicher Ebene:
Magenstärkend und blähungswidrig vor allem bei Säuglingen. Krampflösend, entschlackend, entgiftend und schleimlösend; fördert die Milchbildung.

Räucherwerk: Wächst in Gärten auf kalkhaltigen Schuttböden. Zum Räuchern werden die Samen verwendet, weil in ihnen die meiste Kraft steckt. Den Samen zum Räuchern mörsern, gut zerkleinern. Fenchel lässt sich mit seinem anisartigen Duft gut in erfrischende, ausgleichende Mischungen einbauen; zum Beispiel mit Eukalyptus, Kresse, Damiana, Weihrauch kombinieren.

Traditionelle Nutzung
Die olympischen Kämpfer im antiken Griechenland aßen Fenchel, der ihnen Kraft und Mut verleihen sollte. Die Klostermedizin empfahl den Fenchel als Mittel gegen Augenleiden und Blähungen. Hildegard von Bingen setzte den Fenchel auch gegen Husten, bei Magen- und Darmproblemen ein.

Pfarrer Sebastian Kneipp empfahl Fenchel-Augenbäder zur Stärkung der Sehkraft. Dazu ein Leinentuch in Kräutertee tauchen und auf die Augen legen: *„Man kann einen Kaffeelöffel zerstoßenen Fenchel in einem Viertelliter Wasser sieden, abseihen, den Lappen eintauchen und ganz nass auflegen; es soll die Flüssigkeit auch ins Auge kommen."*

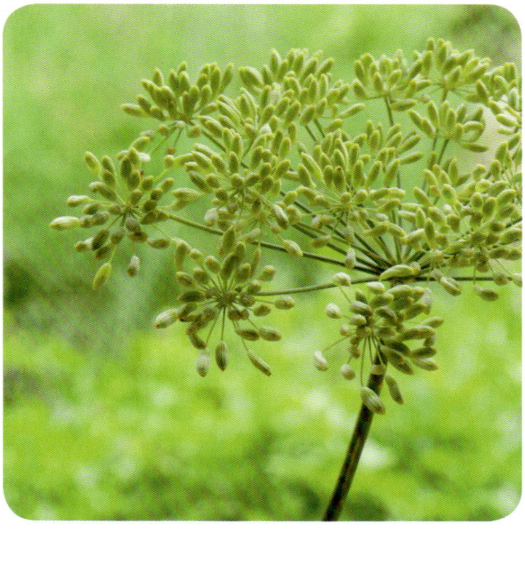

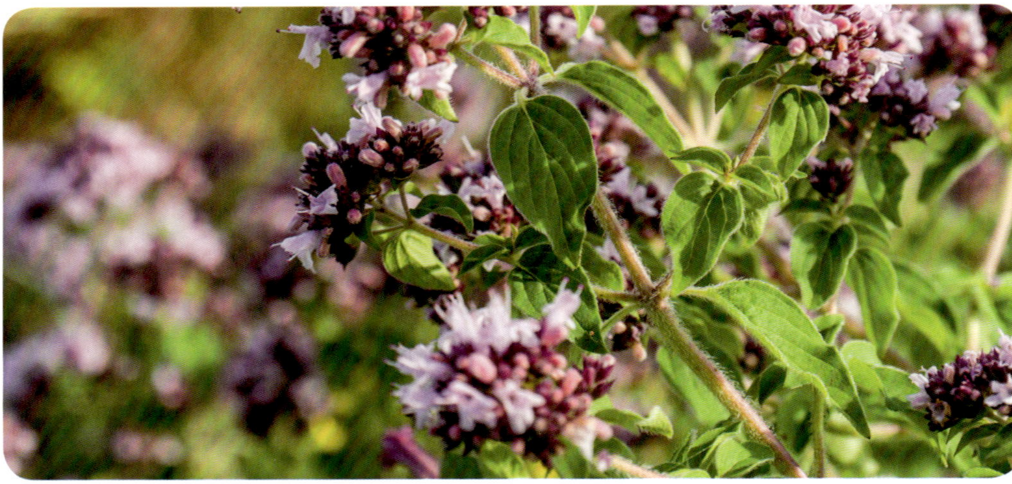

Dost

(Origanum vulgare)

Duft: würzig-warm, holzig, leichte Duftnote von Kampfer
Qualität: warm und trocken
Organzuordnung: Leber, Lunge, Milz, Magen
Säftebezug: trocknet und leitet die kalte und überflüssige Feuchtigkeit aus

Wirkung auf geistiger und emotionaler Ebene:
Ausgleichend und harmonisierend, stark reinigend, beruhigt Nerven, hilft bei Schlaflosigkeit. Der würzige Duft hellt die Stimmung auf, stimmt freudig.

Wirkung auf körperlicher Ebene:
Antibakteriell, desinfizierend, durchblutungsfördernd und schmerzstillend im Magen-Darm-Bereich; schleimlösend und auswurffördernd bei hartnäckigem Husten.

Räucherwerk: Vorkommen an sonnigen Wald- und Heckenrändern. Zum Räuchern werden die Blätter und Blüten verwendet. Der Dost eignet sich hervorragend für Räuchermischungen mit Lavendel, Kamille, Zypresse, Zeder, Weihrauch.

Traditionelle Nutzung

Vermutlich war der Dost als Heil- und Gewürzpflanze schon bei den alten Griechen bekannt. Der Arzt **Pedanios Dioskurides** (etwa 40–90 n. Chr.) empfahl, den Dost nach giftigem Tierbiss einzunehmen. Die Römer verwendeten Dostarten zur Vertreibung von Ameisen. Im Mittelalter spielte die Droge auch bei Geister- und Teufelsaustreibungen eine Rolle. Ein alter Spruch sagt:

*„Hättest du nicht
Dorant und Dosten,
tät' es dich dein Leben kosten."*

Sanguiniker

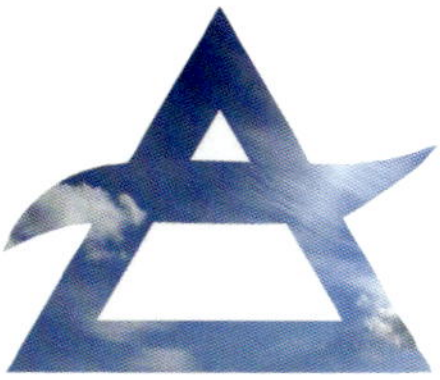

Dieser Archetyp verkörpert Unbekümmertheit auch an trüben Tagen

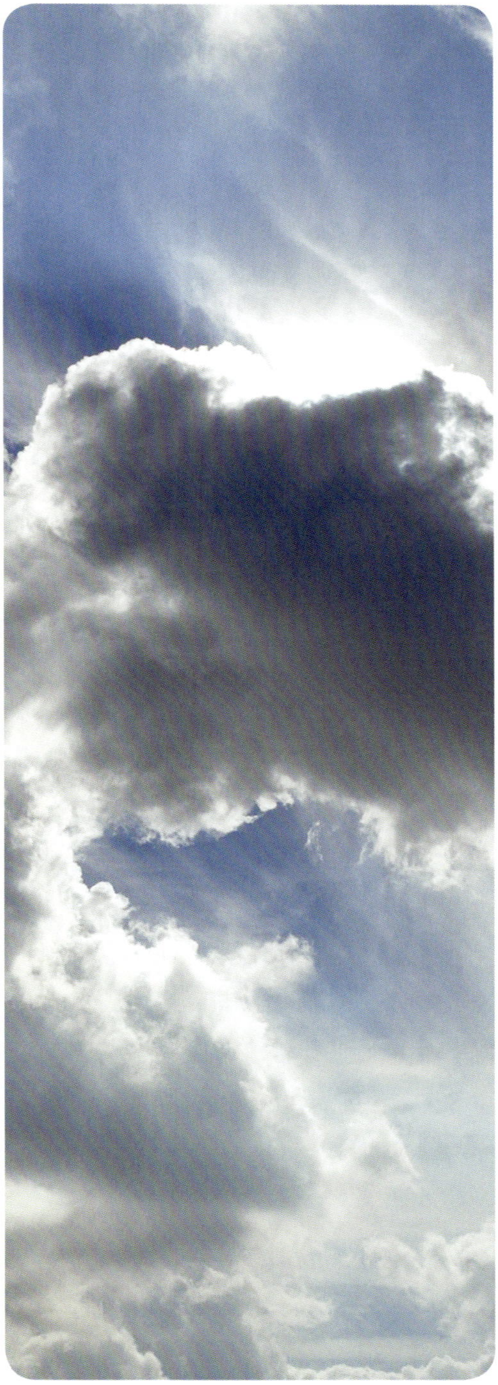

Nach dem Motto „Was kostet die Welt?" ist er leicht zu begeistern, aktiv, offenherzig, energiereich, meist optimistisch und lebensfroh. Er steht für Kreativität, Spontanität und Leichtigkeit. Er tut, was ihm Spaß macht und ist nicht nachtragend. Es stehen ihm als Impulsgeber Wärme als auch Feuchtigkeit zur Verfügung und er kann daher energiemäßig aus dem Vollen schöpfen.

Konstitution: Sanguis (Blut)
Qualität: warm und feucht
Element: Luft

Häufige Beschwerden: Neigung zu Fieberschüben, akuten Entzündungen des Herzens, der Gelenke und der Nieren. Ist der Sanguiniker krank, dann oft kurz und heftig, neigt zu keiner Chronifizierung.

Stärkung der Konstitution: kühle Anwendungen, etwa Brust- oder Leberwickel. Ganzkörperabreibungen mit Traubenkernöl und Melissenöl.

Zu viel Sanguis führt zu Realitätsflucht und Träumerei. Die zugeordneten Räucherpflanzen können einen Ausgleich schaffen:

Eisenkraut

(Verbena officinalis)

Duft: herb, würzig

Qualität: warm und trocken

Organzuordnung:
Leber, Niere, Lunge, Magen

Säftebezug: aktiviert und fördert das Sanguis-Prinzip

Wirkung auf geistiger und emotionaler Ebene:
Bringt uns bei Erschöpfung und Müdigkeit wieder neuen Schwung, richtet uns innerlich auf, stärkt neue Prozesse, fördert diplomatisches Geschick, unterstützt die Abwehrkräfte.

Wirkung auf körperlicher Ebene:
Leitet feuchte Hitze aus, ist schleimlösend, entzündungshemmend, antibakteriell, verbessert die Blutqualität; hilft bei Schlafstörungen und Magenübersäuerung.

Räucherwerk: Wächst auf sandigen, steinigen und mageren Böden, an Mauern und Wegerändern. Man räuchert das ganze Kraut samt Blüte.Das Eisenkraut hat keinen starken Eigengeruch und kann mit Kopal, Fichte, Weihrauch etc. – je nach Thema – gut gemischt werden.

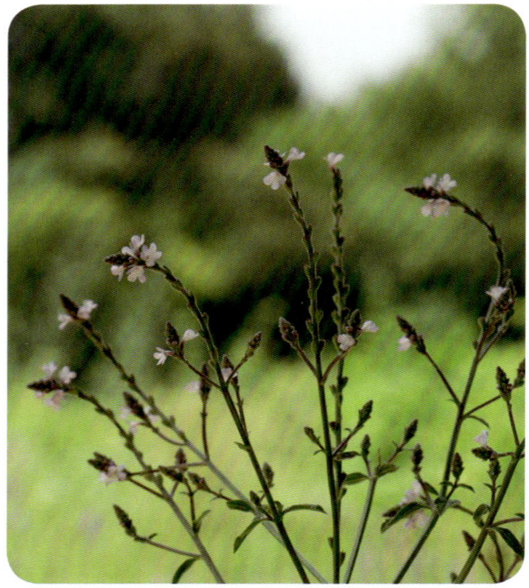

Traditionelle Nutzung

Schon im alten Ägypten, in Persien und im Römischen Reich kannte man Eisenkraut als Heilpflanze. Die keltischen Druiden nutzten das Kraut für Zauberrituale und Weissagungen. Ein mit Eisenkraut gefülltes Amulett, das man einst am Körper trug oder über das Bett hängte, sollte den Schlafenden vor Alpträumen schützen. Hildegard von Bingen und der Mönch Odo Magdunensis beschrieben im Mittelalter häufige Anwendungsgebiete des Eisenkrautes. Sie empfahlen es bei faulenden Wunden, Geschwüren sowie bei Entzündungen im Mund- und Rachenraum.

„Mit Eisenkraut und Dill bricht der Hexen böser Will'."

Michael Drayton,
engl. Dichter (1563–1631)

Mädesüß

(Filipendula ulmaria)

Duft: frisch, zart-süß, mit bittermandelartigem Geruch, beim Räuchern würzig

Qualität: kalt und trocken

Organzuordnung: Leber, Niere, Gallenblase, Dickdarm, Magen

Säftebezug: dämpft gelbgallige Hitze

Wirkung auf geistiger und emotionaler Ebene:
Hilft allen, die sich zu viel sorgen, schafft eine angenehme und ruhige Stimmung, eignet sich sehr gut als Ritualpflanze. Steht für Neuanfang.

Wirkung auf körperlicher Ebene:
Verteilend und aufweichend bei zähem Schleim, ausleitend, trocknend und kühlend, entzündungshemmend, fiebersenkend. Bei Erkältungskrankheiten, Migräne, Kopfschmerzen, Gicht und Rheuma.

Räucherwerk: Wächst auf feuchten Wiesen und an Flussufern. Verwendet werden zum Räuchern hauptsächlich die Blüten. Um den Duft zu intensivieren, können die Blüten auch mit Blättern und Stängeln vermischt werden. Mädesüß lässt sich auch sehr gut kombinieren mit Holunder, Lavendel und Fichte.

Traditionelle Nutzung

Der Name Mädesüß stammt vermutlich aus dem Englischen und bedeutet so viel wie „meadow sweet" (süße Wiese). Bei den Kelten galt die Pflanze als eine der heiligsten.

Der deutsche Naturforscher, Arzt und Botaniker **Adam Lonitzer** (1528–1586) empfahl das Mädesüß gegen Menstruationsbeschwerden und zur Anregung der Darmsekretion sowie des Gallenflusses. Die Wirkung beruht auf der in der Pflanze enthaltenen Salicylsäure. Bis zur synthetischen Herstellung lieferte das Mädesüß den Rohstoff für Aspirin.

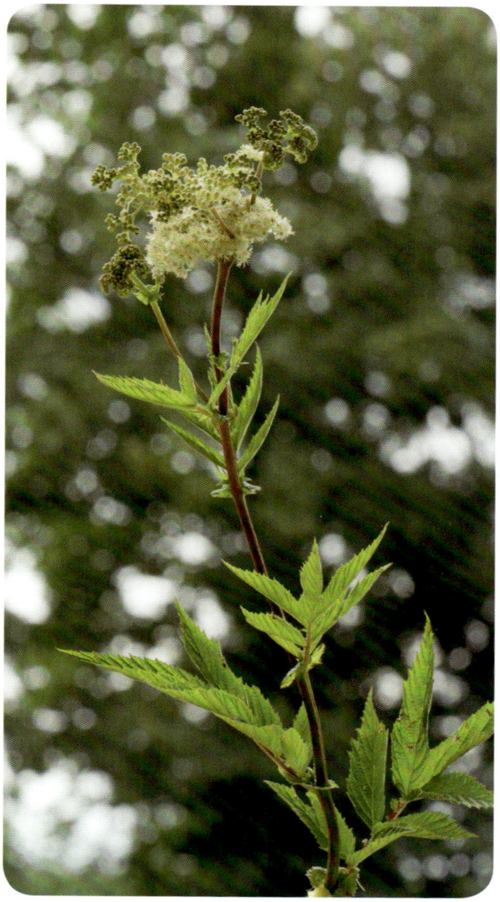

Choleriker

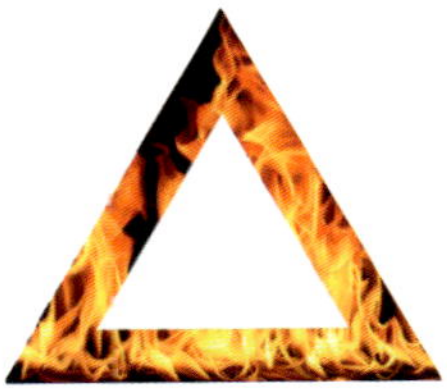

Dieser Archetyp verkörpert Führung und Einsatzfreude auch in problematischen Zeiten

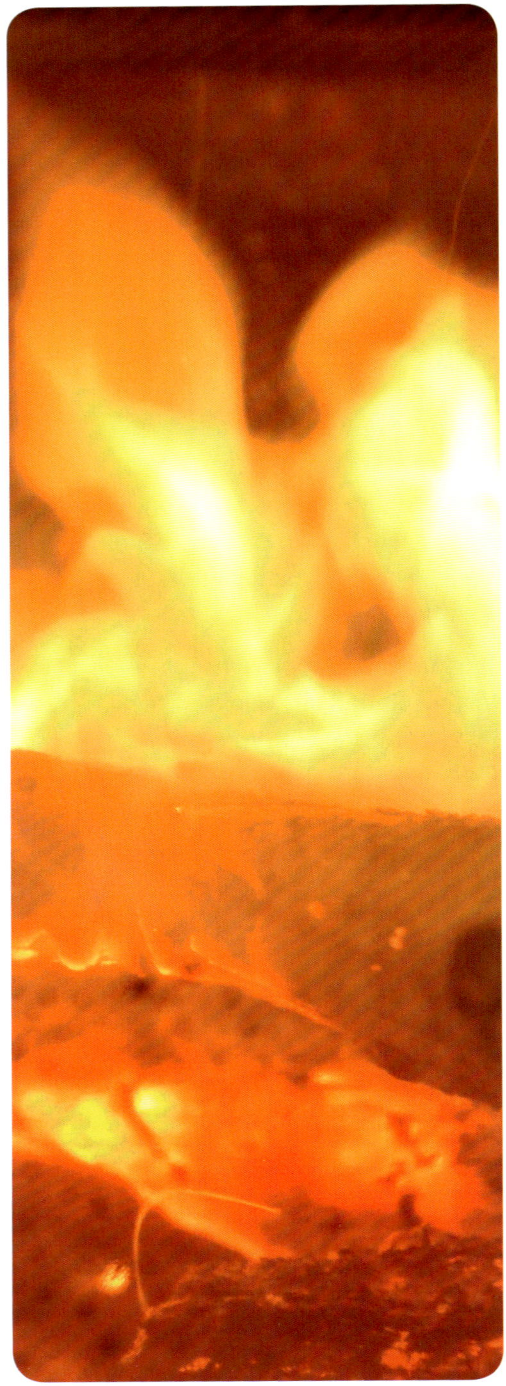

Der Choleriker hat ein hitziges Wesen, zeigt Führungsqualität nach dem Motto „Immer schneller, höher und weiter". Er steht für Lebenskraft, Aktivität, Vitalität, Durchsetzungsvermögen und Selbstbewusstsein, neigt zu Übertreibungen, zu Gefühls- und Wutausbrüchen, ist extrovertiert, aber auch oft unkontrolliert. Die Dominanz wird unterstützt von seinem hohen Wärmepotential, kombiniert mit reduziertem Feuchtigkeitsprinzip.

Konstitution: Cholera (Gelbgalle)
Qualität: warm und trocken
Element: Feuer

Häufige Beschwerden: Neigung – wie beim Sanguiniker – zu Entzündungen der Gelenke, daher zu Gicht, Rheuma, Steinleiden, Allergien, heftigen Schmerzzuständen, Bluthochdruck

Stärkung der Konstitution: kühlende und beruhigende Anwendungen, die das Hitzeprinzip reduzieren. Spezialmassage mit Distel-, Mandel- oder Lavendelöl.

Zu viel Cholera kann zu Anspannung und Überaktivität führen. Die angeführten Räucherpflanzen gleichen diese Zustände aus.

Löwenzahn

(Taraxum officinale)

Duft: herber Geruch der zerkleinerten Wurzel
Qualität: kalt und trocken
Organzuordnung: Leber, Magen
Säftebezug: kühlt die überhitzte Gelbgalle

Wirkung auf geistiger und emotionaler Ebene:
Hilft Verborgenes und Unbewusstes ans Licht zu holen, kann die Hellsichtigkeit fördern, ist eine starke Schutzpflanze.

Wirkung auf körperlicher Ebene:
Harntreibend, kühlend, trocknend, entschlackend, wird bei chronischen Entzündungen der Atemwege und zur Blutreinigung eingesetzt, bei Magen- und anderen Geschwüren.

Räucherwerk: Gedeiht an Quellen, Bächen und auf Wiesen. Zum Räuchern verwendet man die zerkleinerte Wurzel, die im September/Oktober ausgegraben wird. Löwenzahn eignet sich gut als Räucherpflanze für Samhain/Allerheiligen in Kombination mit Mistel, Eisenkraut, Holunder, Weihrauch, Johanniskraut und Iriswurzel.

Traditionelle Nutzung

Im Volksmund hat der Löwenzahn etwa 500 verschiedene Bezeichnungen wie Teufelsblume, Pfaffenplatte und – wegen seiner harntreibenden Wirkung – auch Pissblume. Heute nennt man ihn auch Puste-, Butter- sowie Kuhblume. Die Bezeichnung Löwenzahn erhielt die Pflanze ihrer gezähnten Blätter wegen, sie geht auf den lateinischen Begriff „dens leonis“ (= Zahn des Löwen) zurück. Taraxum officinale kommt ursprünglich aus dem Griechischen: „Taraxis“ bedeutet „Augenentzündung“ und „akeomai“ steht für „ich heile“. Löwenzahn wurde damals als Augenheiler genutzt. Seine gelbe Farbe wird in den Analogielehren mit der Galle und Leber in Verbindung gebracht, darum war die Pflanze im Mittelalter eines der wenigen Mittel gegen Gelbsucht. In der Volksheilkunde wird der Saft als Warzenmittel gelobt.

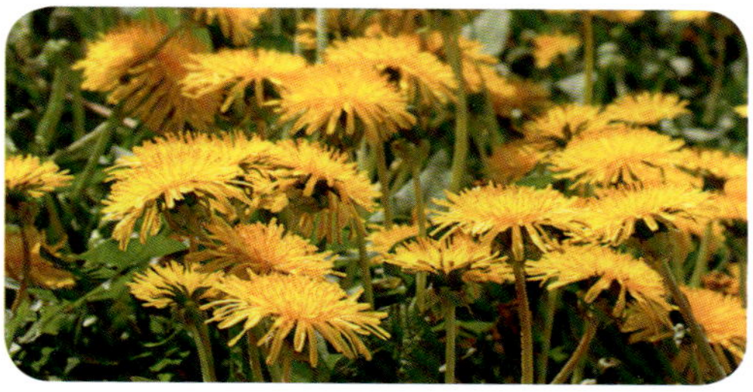

„Trotz deiner schönen Blumen will dich keine Vase haben. Doch für den kranken Menschen schenkst du wundervolle Gaben.“

Pfarrer Hermann Wagner
über den Löwenzahn

Veilchen

(Viola odorata)

Duft: blumig-kräftig

Qualität: kalt und feucht

Organzuordnung: Lunge, Herz und Blase

Säftebezug: treibt die Gelbgalle aus, kühlt große Hitze und lindert Schärfen (ausscheidungspflichtige Stoffe)

Wirkung auf geistiger und emotionaler Ebene:
Ist harmonisierend, belebend und vertreibt bedrückende Gedanken, unterstützt bei einer Meditation, die innere Ruhe zu finden, reinigt Räume, darf bei keiner Liebesräucherung fehlen.

Wirkung auf körperlicher Ebene:
Auswurffördernd bei verschleimtem wie trockenem Husten, bei nervösen Leiden, Hautleiden, Nieren und Blasenentzündungen.

Räucherwerk: Gedeiht an Gräben und feuchten Wäldern. Verwendet werden die getrockneten Blüten. Das Veilchen harmoniert beim Räuchern gut mit Lavendel, Klatschmohn, Hopfen, Nelke.

Traditionelle Nutzung

Zur Pflanzengattung der Veilchen gehören mehr als 400 Arten. Im antiken Griechenland war das Veilchen eine heilige Blume, die bei verschiedensten Erkrankungen eingesetzt wurde. Hippokrates nutzte das Veilchen etwa gegen Sehstörungen, Kopfschmerzen und Melancholie. Hildegard von Bingen sagt: *„Wenn jemand traurig ist, dann soll er vom Veilchenwein trinken. Das hat eine frohmachende Wirkung und stärkt die Lunge.“* Pfarrer Sebastian Kneipp schätzte das Veilchen als gutes Auswurfmittel bei Husten wie auch bei Atemnot.

Die Veilchen blinzeln wie kleine violette Äuglein im Frühling aus dem Unterholz und die zierliche Pflanze inspirierte viele Dichter.

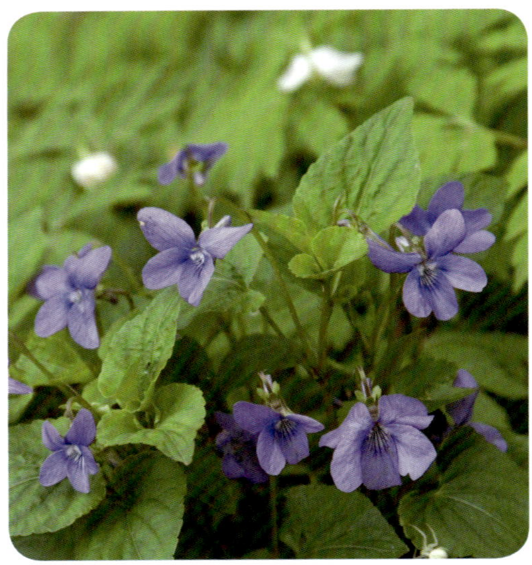

„Still für sich
und doch für mich
blüht das kleine Veilchen.
Bringt mir Freud
im Wintersleid
für ein ganzes Weilchen.“

Rainer Maria Rilke

Melancholiker

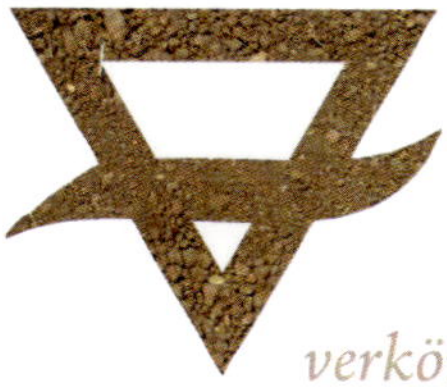

Dieser Archetyp verkörpert das Vieldenken und Verlangen nach Ordnung

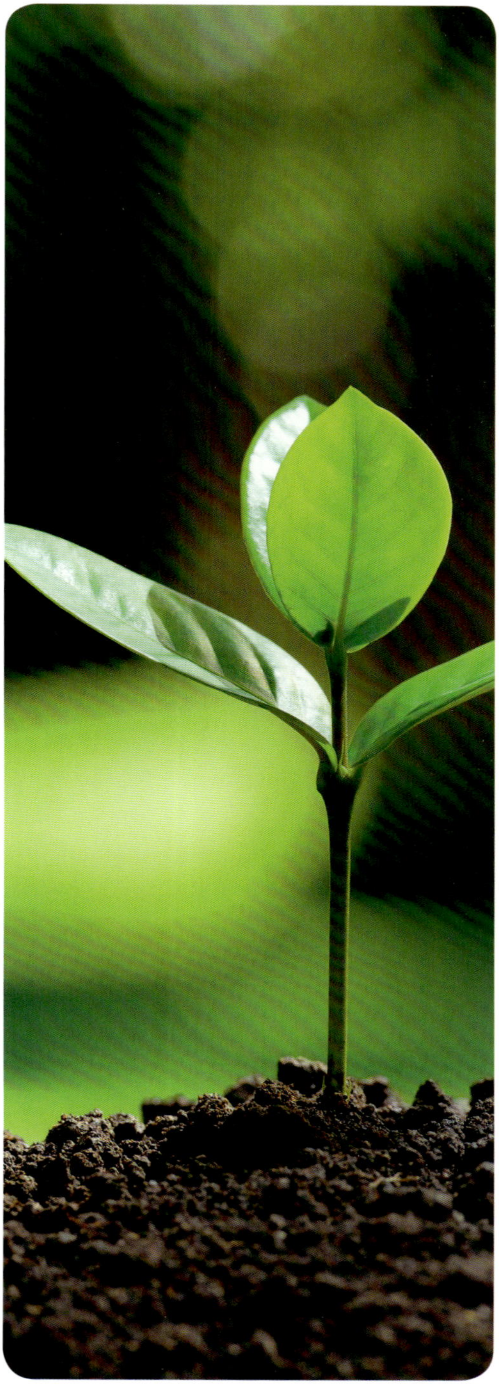

Der Melancholiker ist ein Mahner und ein Vieldenker. Er schätzt die Schönheit und Intelligenz und ist eher introvertiert. Ordnung ist ihm wichtig, er neigt zum Grübeln, rafft sich schwer zu einer Aktivität auf und ist eher pessimistisch gestimmt. Er ist veranlagt durch Mangel an Wärme- und Feuchtigkeitsprinzip.

Konstitution: Melancholera (Schwarzgalle)
Qualität: kalt und trocken
Element: Erde

Häufige Beschwerden: Es fehlen Wärme und Feuchtigkeit, was Heilreaktionen unterstützen kann. Er ist oft mager und neigt zu Depressionen. Schleppend chronische und degenerative Erkrankungen.

Stärkung der Konstitution: warme Anwendungen wie warmer Brustwickel und Leberwickel. Heilerde-Kur (1 Teil Heilerde in einem Glas Wasser auflösen) am Morgen lindert Magen-Darm-Beschwerden. Spezialmassage mit stärkendem Zedernnussöl tut ihm gut.

Zu viel Melancholera kann zu ängstlichen und schwermütigen Gedanken führen. Die zugeordneten Räucherpflanzen können einen emotionalen Ausgleich schaffen:

Kiefer

(Pinus sylvestris)

Duft: harzig-waldig mit einer warmen, balsamischen Note

Qualität: warm und trocken

Organzuordnung: Lunge, Niere und Blase

Säftebezug: löst und leitet zähen Schleim aus

Wirkung auf geistiger und emotionaler Ebene:
Stärkt das Selbstvertrauen, erfrischend und aufbauend bei seelischer und körperlicher Erschöpfung, lässt einen durchatmen, unterstützt bei schwierigen Entscheidungen.

Wirkung auf körperlicher Ebene:
Sanft erwärmend, entzündungshemmend, antibakteriell, schleimfördernd. Unterstützt bei Erkrankungen der Atemwege, rheumatischen und neuralgischen Schmerzen die Heilung, stärkt die Nierenenergie.

Räucherwerk: Gedeiht auf trockenen Böden. Man kann Harz, Holz und Rinde gemeinsam verwenden. Vor dem Räuchern im Mörser zerkleinern. Ideale

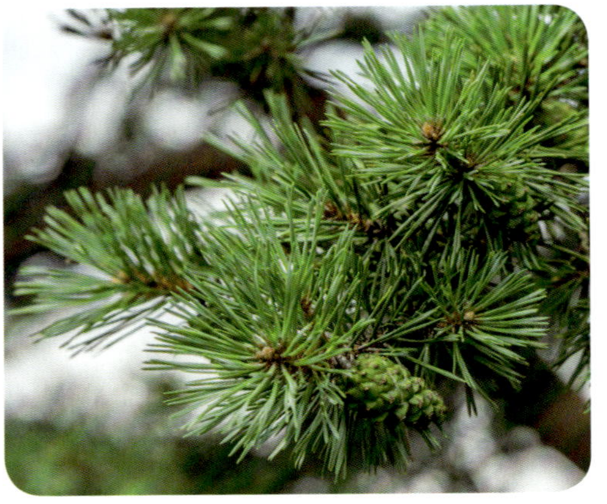

Tage zum Ernten des Harzes sind die heißesten Tage im Sommer.

Die Kiefer eignet sich gut für Räuchermischungen mit Weihrauch, Schafgarbe und Kampfer.

Traditionelle Nutzung

Die Waldkiefer wird auch Föhre, Forle oder Forche genannt. Weltweit sind etwa hundert Kiefernarten bekannt. Sie kommt in beinahe allen Teilen Europas und Asiens vor, überschreitet im Norden den Polarkreis, erreicht im Süden die Steppengebiete und findet sich im Gebirge in Höhenlagen bis zu 1800 Metern. Im Volksmund wurde die Kiefer auch als Feuerbaum oder Fackelbaum bezeichnet, denn das Holz brennt lichterloh. Die Kiefer steht als immergrüner Baum für die ewig währende Kraft des Lebens. Bereits die alten Ägypter benutzten das Kiefernadelöl zum Einbalsamieren der Toten. Hippokrates verwendete das Öl für äußerliche Behandlungen von Geschwüren.

Wermut

(Artemisia absinthium)

Duft: warm und würzig
Qualität: warm und trocken
Organzuordnung: Magen, Leber, Dickdarm
Säftebezug: zerteilt und leitet dicken Schleim sowie feuchte Kälte aus

---

Wirkung auf geistiger und emotionaler Ebene:
Führt aus der Melancholie, gibt wieder Schwung, steigert das Selbstvertrauen, stark reinigend (nach Trennung, Tod).

Wirkung auf körperlicher Ebene:
Krampflösend, stark gallenfluss- und magensaftanregend, fördert Menstruation und Wehen, stärkt die Nierenenergie und lindert Mundgeruch.

Räucherwerk: Wächst in Gärten, an Zäunen, auf Schutthalden, alten Mauern und trockenen Plätzen. Man räuchert die ganze Pflanze. Wermut passt räuchermäßig gut zu Rosmarin, Tausendgüldenkraut und Lorbeer.

Traditionelle Nutzung

Wermut wurde schon 1550 v. Chr. im „Papyrus Ebers“ des alten Ägyptens erwähnt. Die griechischen Ärzte Dioskurides und Galenos beschrieben die Heilpflanze als Universalmittel, das appetitanregend, verdauungsfördernd, blähungswidrig und harntreibend sowie menstruationsfördernd wirken soll. Darüber hinaus setzen die Ärzte der Antike den Wermut bereits gegen Kopfschmerzen, Gelbsucht, Mittelohrentzündung, Augenkrankheiten, Zahnbeschwerden sowie gegen die Seekranheit ein. Im Mittelalter bleibt das Kraut vielverwendet. Hildegard von Bingen schreibt über den Wermut: *„Mache von Wermut einen Aufguss und feuchte damit den Kopf an. Tue das zur Nacht. Bis zum Morgen wird das Kopfweh vergehen. Der Trunk des Wermuts dämpft die Melancholie, klärt die Augen, stärket das Herz, die Lunge und Magen, reinigt die Eingeweide und bewirket gute Verdauung.“*

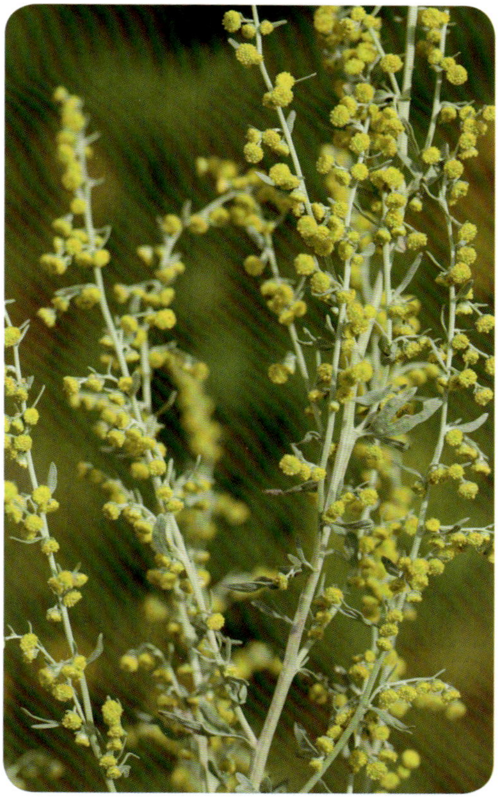

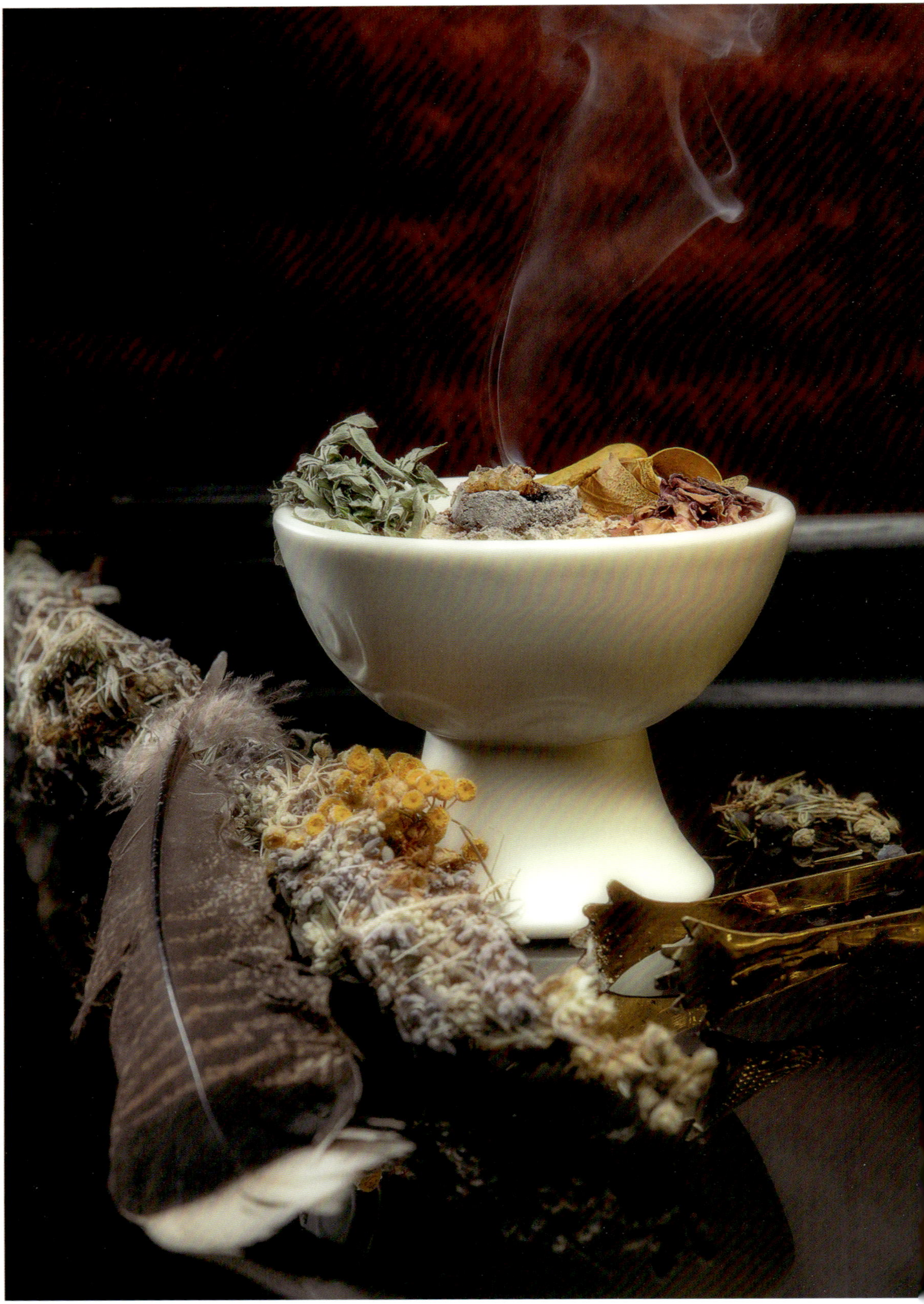

Räuchern mit ausgewählten heimischen Kräutern

Vielleicht sind Sie überrascht, dass Sie eine Fülle an Räucherpflanzen sozusagen draußen vor der Tür im Garten, auf Wiesen und im Wald finden. Bei einem achtsamen Spaziergang zur rechten Erntezeit kehren Sie sicher mit reicher Beute nach Hause zurück. Ich stelle Ihnen meine persönlichen Lieblinge unter den Pflanzen vor, mit denen ich auf Basis der TEM heilsame und wohltuende Erfahrungen gemacht habe. Beschrieben wird die Wirkung der Heilpflanzen beim Räuchern, die Einordnung nach der Säftelehre und wie die Pflanze in der Volkheilkunde traditionell genutzt wurde/wird.

„Alles, was wir brauchen, um gesund zu bleiben,
hat uns die Natur reichlich geschenkt."
Pfarrer Sebastian Kneipp

Beschreibung der Heilpflanzen

Alant

(Inula helenium)

Duft: balsamisch, wärmend, mit einem veilchenartigen Duft

Qualität: warm und trocken

Organzuordnung: Lunge, Leber, Magen, Milz

Säftebezug: vertreibt Feuchtigkeit, erwärmt und leitet kaltes Phlegma aus

---

Wirkung: Wirkt antidepressiv, reinigend, antibakteriell, schleimlösend. Hilft Melancholie und Niedergeschlagenheit zu vertreiben und in schwierigen Lebensphasen Entscheidungen zu treffen. Lindert Beschwerden im Verdauungsbereich und Husten bei Bronchitis.

Ernte und Räucherwerk: Wächst im lichten Wald. Verwendet wird die Wurzel der Pflanze, die im späten Herbst oder zeitigen Frühjahr ausgegraben, in Scheiben oder der Länge nach geschnitten und getrocknet wird. Alantwurzeln riechen getrocknet nach Weihrauch mit kampferartigem Beigeschmack. Vor dem Anzünden im Mörser zerkleinern.

Der Alant eignet sich gut zum Mischen mit Salbei, Eisenkraut, Johannisblüten und Holunder.

Volksheilkunde und Räuchertradition

Der botanische Name Inula helenium leitet sich vom griechischen Wort „helios" (Sonne) ab. Und goldgelb wie die Sonne sind die Blüten. Der Sage nach ist die Pflanze eng mit der schönen Helena verbunden, so wird sie im Volksmund auch Helenenkraut genannt, aber auch Altwurz, Darmwurz, Weihrauchwurz, Edelharzwurz, Gottesauge oder Heilwurz.

Seit jeher galt Alant als wichtige Heil- und Gewürzpflanze, aber auch als Zauberkraut. In früheren Zeiten haben die Heilkräfte der Alantwurzel die Menschen gesund – ohne Erkältung – über den Winter gebracht. Man nutzte Alant als Tee, Tinktur, Salbe, Wein, Kräuterlikör oder Räuchermittel. Alant muss sehr mild zubereitet werden, da er sonst zu bitter ist und zu Übelkeit führen kann. Kombiniert mit Spitzwegerich, Thymian, Lungenkraut oder Süßholzwurzel ergibt Alantwurzel eine wirksame Hustenteemischung.

In der Küche kann die Alantwurzel als verdauungsförderndes Gewürz beigemengt oder auch für die Herstellung von Kräuterlikören verwendet werden. Die kandierte Wurzel kann genascht oder zum Süßen von Süßspeisen genützt werden.

Wer vor dem Essen Alantwurzel kaut, regt den Appetit an, verfeinert den Geschmackssinn und hellt die Stimmung auf.

Hildegard von Bingen empfahl Alantwein als hilfreich bei Lungenleiden.

Alant gehört zu den Zauberkräutern. In der dunklen Jahreszeit ist eine Schutzräucherung mit Alant besonders wohltuend, weil die Wurzel ihre gespeicherte Sonnenkraft entfaltet, harmonisiert und entspannt. So kann man dem Winterblues wohlriechend zu Leibe rücken.

In den Raunächten war Alant als Schutzkraut für Mensch und Tier, Haus und Hof ein „MUSS".

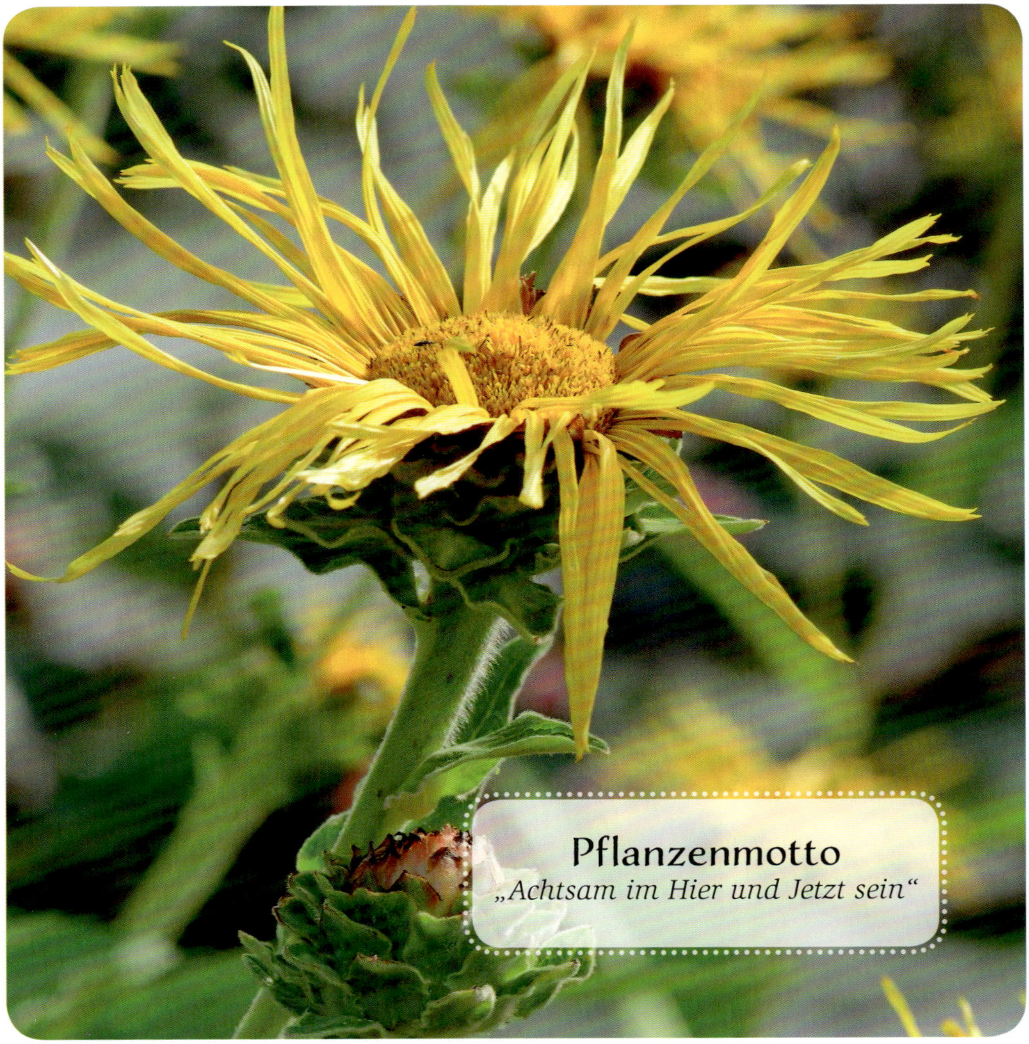

Pflanzenmotto

„Achtsam im Hier und Jetzt sein"

Baldrian

(Valeriana officinalis)

Duft: herb-bitter

Qualität: warm und trocken

Organzuordnung: Lunge, Herz

Säftebezug: klärt Hitze

Wirkung: Entschleunigung von Körper und Seele, wahrt das rechte Maß des Lebenstempos, bei innerer Unruhe und Stress leicht schlaffördernd, nervenberuhigend, lindert Schwermut und Trübsinn.

Ernte und Räucherwerk: Wächst in halbschattigen, feuchten Laub- und Auwäldern. Verwendet wird die Blüte, die man im August erntet. Wer seine Lust fördern will, gräbt im Herbst die Wurzel aus und räuchert sie. Sehr sparsam dosieren, weil sie sonst unangenehm riecht. Der Baldrian eignet sich gut für Mischungen mit Lavendel, Muskatellersalbei, Johanniskraut, Rose und Weihrauch.

Persönlicher Tipp

zu einer entspannenden und entstressenden Abendräucherung:

Kennen Sie solche Tage bzw. Nächte auch? Man kommt abends erschöpft, gereizt und ruhebedürftig heim, geht bald ins Bett und dann holen einen Sorgen, Kummer, Gedanken des Tages ein, kurzum: Das Kopfkarussell kommt einfach nicht zur Ruhe. Je mehr man sich bemüht sich zu entspannen, desto mehr Gedanken und unerledigte Dinge kommen einem in den Sinn.

Solchen Einschlafproblemen und innerer Unruhe kann man mit folgender entspannender Räucherung vorbeugen.

Räuchermischung:
1/2 Teil Baldrian, 1 Teil Mariengras, 1 Teil Muskatellersalbei, 1 Teil Lavendel und 1/2 Teil Rosenblütenblätter. Wer den Geruch von Hopfen mag, kann noch einen 1/2 Teil Hopfendrüse einmischen.

Man kann die Bestandteile auch in eine Aromaschale geben und mit einem Teelicht erhitzen. Durch die Wärme verteilen sich die Duftstoffe im Raum. Anschließend das Fenster öffnen. Nun kann Morpheus kommen, damit man in seinen Armen ruhig einschlummern kann.

Volksheilkunde

Ab Juni öffnen sich die hellrosa bis weißen Blüten, die stark riechen und einen Nektar absondern, der Insekten und Katzen anlockt.
Der Name Baldrian wurde früher mit dem nordischen Gott Baldur in Verbindung gebracht, der für Hilfe und Wohltätigkeit stand.

Im Mittelalter galt Baldrian als Allheilmittel. Der botanische Name „Valeriana" kommt von lat. „valere" (= kräftig sein,

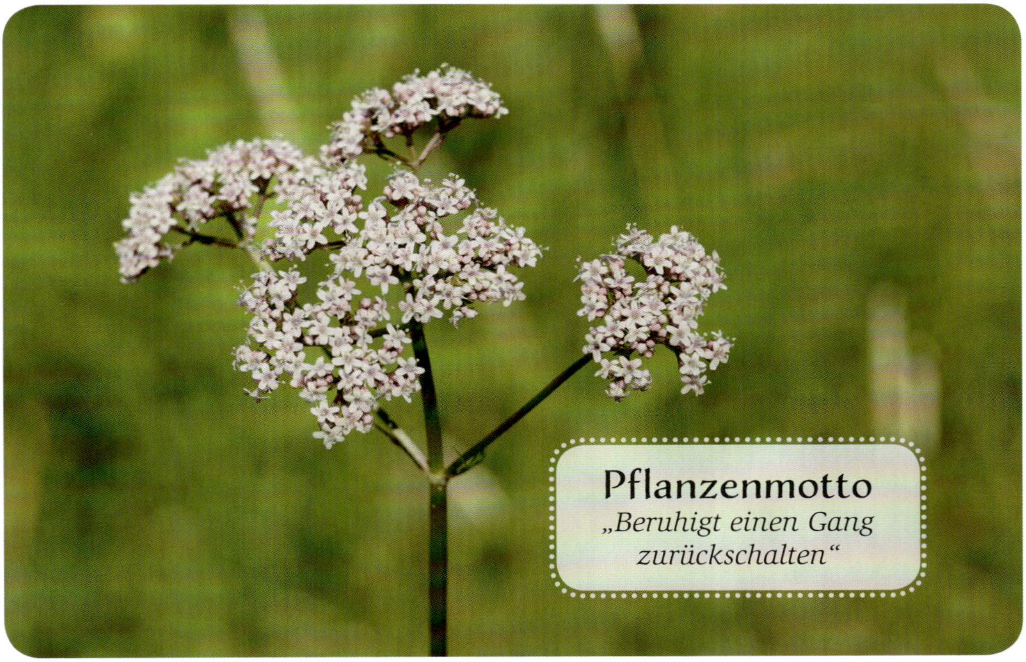

Pflanzenmotto
„Beruhigt einen Gang zurückschalten"

sich wohl fühlen). Im Volksmund ist die Pflanze als Katzenkraut, Hexenkraut, Wundwurz, Augenwurz und Elfenkraut bekannt.

Hildegard von Bingen beschreibt in ihrem Buch „Physica" die einheimische Arzneipflanze gegen Gicht und Seitenstechen. Darüber hinaus nutzte man Baldrian im Mittelalter zum Beispiel gegen Gelbsucht, Asthma, Husten, Blähungen, Kopfschmerzen, Menstruations- und Verdauungsbeschwerden. Im 16. und 17. Jahrhundert wurde er als Pestmittel verwendet. In der Volksmedizin wird er als Wein, Tinktur, Tee und Badezusatz verwendet.

Baldrian hat eine beruhigende Wirkung auf das Nervensystem und fördert auf natürliche Weise die Einschlafbereitschaft. Baldrian in Kombination mit Hopfen findet sich in natürlichen Einschlafhilfen. Auch im Kräuterkissen soll Baldrian, gemischt mit Lavendel und Holunderblüten, für guten Schlaf sorgen. Baldrian gehört zu den Ritualpflanzen und wird zur Reinigungsräucherung verwendet.

„Baldrian in grünen Auen,
sollst ein wenig auf uns schauen!
Gib auch uns etwas dazu
von deiner stillen Waldesruh'!"

Pfarrer Hermann Wagner

Beifuß

(Artemisia vulgaris)

Duft: erdig-warm, bittersüß

Qualität: warm und trocken

Organzuordnung: Leber, Niere, Milz

Säftebezug: zerteilt, verdünnt und erwärmt zähes, kaltes Phlegma

---

Wirkung: Vertreibt die Kälte. Wirkt krampflösend, schweißtreibend, wehenfördernd (daher Vorsicht in der Schwangerschaft).

Ernte und Räucherwerk: Wächst an Abhängen, Böschungen, in Kiesgruben und an Bahndämmen. Man räuchert das Blatt. Im getrockneten Zustand glimmt die Pflanze als zusammengerollte Kugel auch ohne Kohle. Man muss nur genug Luft zufächern. Beifuß, eine der ältesten Ritualpflanzen, ist ein Meisterkraut, das bei vielen Räuchermischungen verwendet wird. Eignet sich sehr gut für Reinigungs-, Schutz- und Segnungsräucherungen sowie bei Übergangsritualen. Hilft beim Prozess des Loslassens und Trauerns, steigert die Fähigkeit zur Hellsichtigkeit. Gut zu mischen mit Fichtenharz und Wacholder.

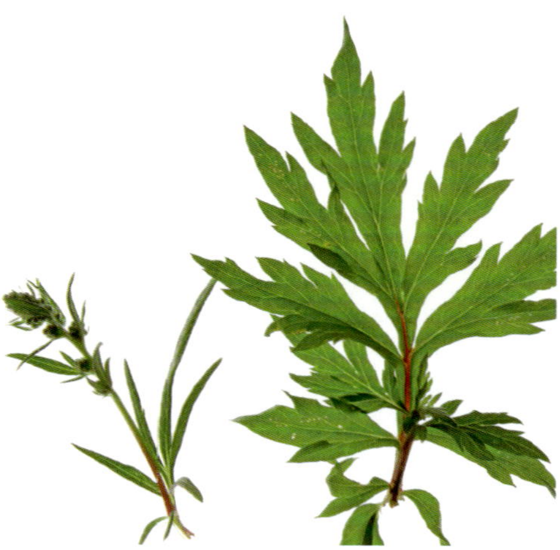

Volksheilkunde

Diese unscheinbare Pflanze wurde in der Antike als Mutter aller Pflanzen verehrt und galt als kraftvolles Heilmittel und hilfreiches Frauenkraut. Wir können heute kaum mehr nachvollziehen, welche Kräfte unsere Vorfahren im Beifuß erschaut haben. Er wurde als Geschenk der Göttin Artemis verehrt. Die große Muttergöttin und Schutzherrin der Kräuterheilkundigen wurde um Hilfe bei Geburten angerufen. Hebammen, Kräuterfrauen und Ärzte haben diese Pflanze früher wohl oft verwendet. Im Volksmund wird sie auch Gänsekraut, Weiberkraut, Liebeskrautwurzel, Jungfrauenkraut oder Besenkraut genannt. Wanderer legten Beifuß einst in die Schuhe, um müde Füße zu erfrischen. Hildegard von Bingen stellte den Beifuß als Mittel gegen innere Krankheiten und Verdauungsprobleme in den Vordergrund.

Beifuß kann bei Überdosierung unangenehme Nebenerscheinungen hervorrufen, verantwortlich dafür ist Cineol, ein Stoff, der im ätherischen Öl enthalten ist. Er soll auch nicht bei akuten fieberhaften Erkrankungen und bei Bluthochdruck verwendet und in der Schwangerschaft vermieden werden, weil er Wehen auslösen kann. Frauen banden Beifuß früher bei der Geburt um den Schoß, um die Wehen anzuregen. Darum heißt Beifuß auch Schoßwurz. Die entkrampfende Wirkung wird auch bei Regelschmerzen genutzt. Für die Heilanwendung werden die Blätter und Rispen, aber auch die Wurzel – als Tee innerlich und äußerlich – verwendet. Fuß- und Sitzbäder haben erwärmende Qualität.

In den Kräuterbüscheln von Maria Himmelfahrt darf das Kraut nicht fehlen. Weil Beifuß eine besondere Kraftpflanze ist, gelten die Orte, an denen er wächst als Kraftplätze.

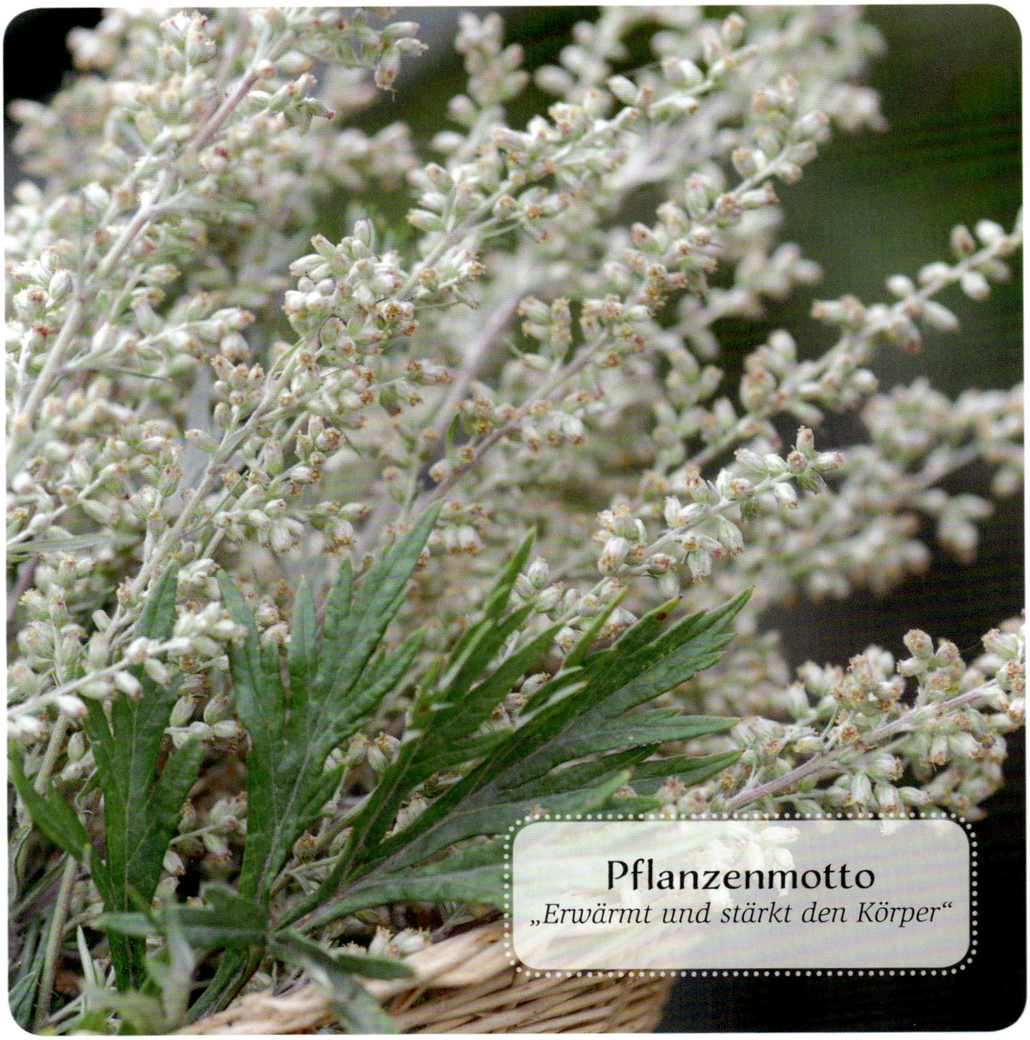

Pflanzenmotto
„Erwärmt und stärkt den Körper"

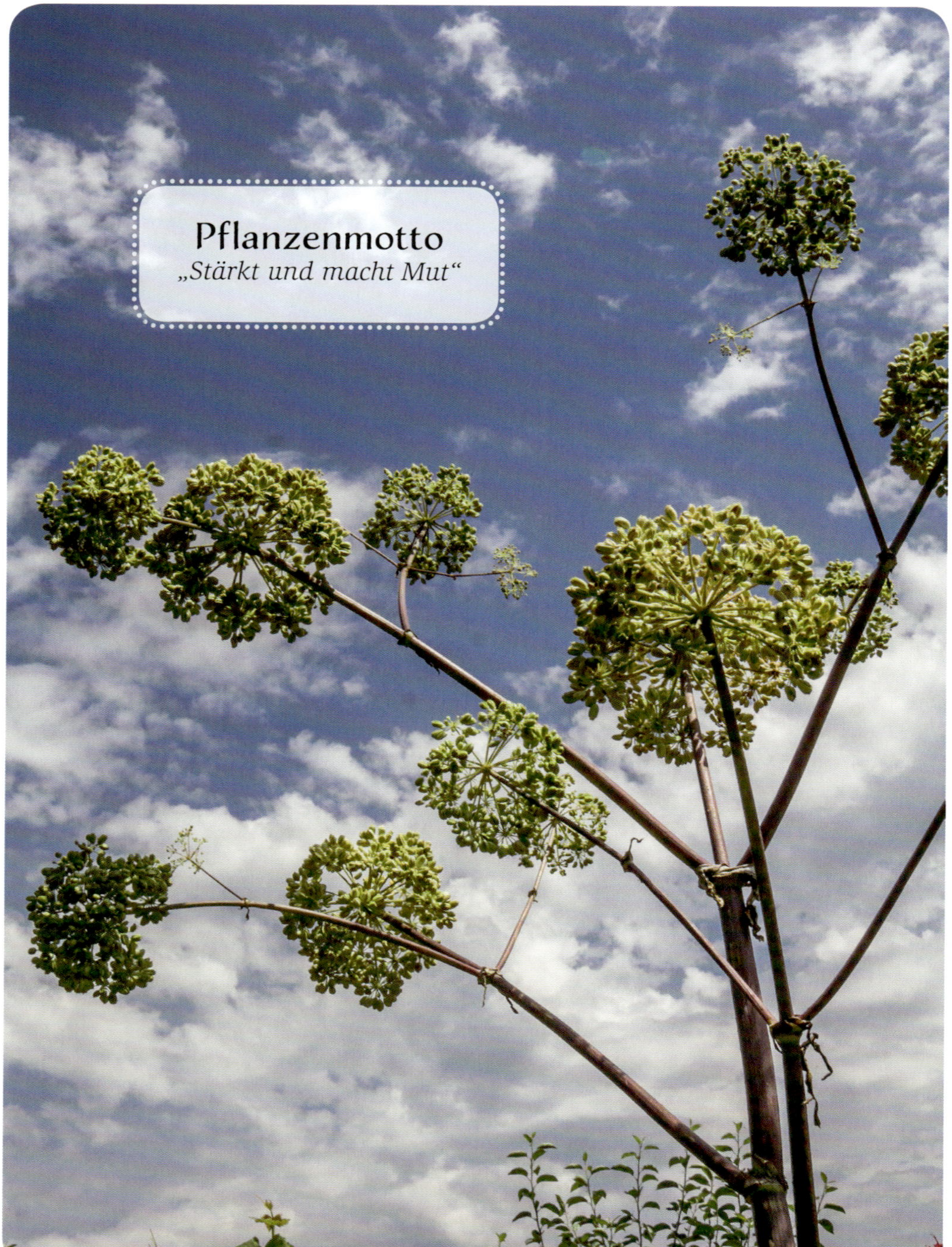

Pflanzenmotto

„Stärkt und macht Mut“

Engelwurz

(Angelica archangelica)

Duft: schwer, erdig-warm, leicht scharf
Qualität: warm und trocken
Organzuordnung: Lunge, Milz, Dickdarm
Säftebezug: vertreibt Kälte, fördert die Sanguis-Bildung, klärt schlechte Feuchtigkeit

Wirkung: Regt die Magensäfte an und wirkt beruhigend auf die Darmmuskulatur, wird daher bei Appetitlosigkeit eingesetzt. Hilft bei Ängsten wieder zu vertrauen und das innere Licht zu finden. Wird gerne für Schutzräucherung von neuen Wohnungen und zur energetischen Reinigung alter Häuser verwendet.

Ernte und Räucherwerk: Gedeiht auf Gebirgswiesen, Almen oder wird im Garten angebaut. Zum Räuchern verwendet man die zerkleinerten Wurzeln, Blüten oder Samen.

Die Engelwurz eignet sich für Mischungen mit Thymian, Salbei, Lavendel und Weihrauch. Der Duft der getrockneten Wurzel ist sehr schwer und sollte nur in Mischungen geräuchert werden.

Volksheilkunde

Die Engelwurz oder Angelikawurzel, Brustwurz ist eine besonders wertvolle Heilpflanze aus dem Medizinschatz unserer nordischen Vorfahren. Erst ab Mitte des 14. Jahrhunderts wurde die Engelwurz in Mitteleuropa als Mittel gegen die Pest bekannt. Den Saft der Pflanze lobte der Arzt **Paracelsus** als „höchste Arznei" gegen innere Infektionen. Das würzige, aromatische Öl der Angelika wurde zum Bestandteil verschiedener Kräuterbitter und -liköre diverser Klöster. Wer einmal ein Stückchen Engelwurz gekaut hat, weiß, dass sie bitter und brennend scharf schmeckt. Ihre Bitterstoffe helfen der Verdauung auf die Sprünge.

Heute wird ihre antiseptische und abwehrsteigernde wie auswurffördernde Kraft geschätzt. Wer ein Stückchen Wurzel kaut, kann in der Zeit grippaler Infekte gesund bleiben.

Durch ihre „aufrichtige Ausstrahlung" kann uns die Engelwurz viel an Kraft, Mut und Weisheit schenken. Sie stärkt auch die Nerven. Die Wurzel als Amulett getragen oder ein Blütensträußchen der Engelwurz sollen helfen das Lampenfieber bei Prüfungen zu überwinden.

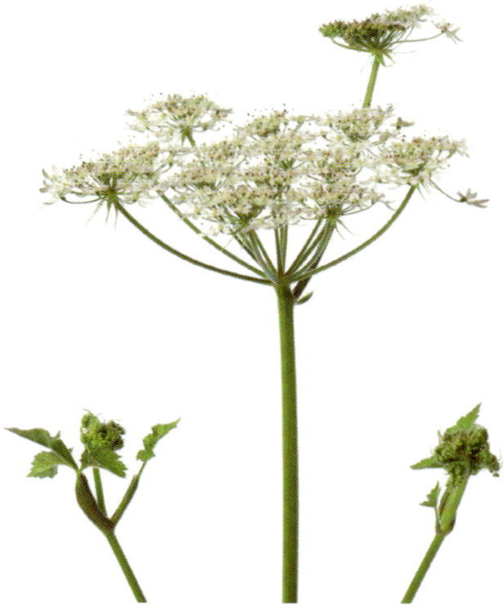

Holunder

(Sambucus nigra)

Duft: warm, süß, würzig, blumig

Qualität: warm und trocken

Organzuordnung: Lunge, Blase, Niere

Säftebezug: leitet übermäßigen Schleim und Feuchtigkeit aus

Wirkung: Er steht beim Räuchern für Heilung und Schutz, bringt Freude und weckt die Lebensgeister. Er ist entzündungshemmend und steigert die Abwehrkräfte.

Ernte und Räucherwerk: Wächst an Waldrändern, Lichtungen und in Hecken. Zum Räuchern verwenden wir die im Frühjahr geernteten Blüten.

Zum Mischen eignet sich der Holunder mit Fichtenharz, Wacholder.

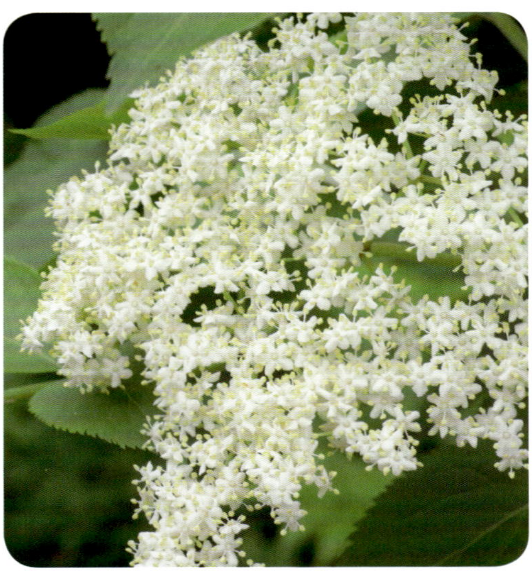

Volksheilkunde

Der Holunder zählt auch heute noch zu den bekanntesten Volksheilmitteln. So heißt es auch, man solle den Hut vor einem Holunderbusch ziehen.

Bei den Kelten und Germanen galt der Holunder als heiliger Baum. Man glaubte, dass in ihm die guten Hausgeister wohnen, die Hof und Bewohner vor Schaden bewahren. Darum pflanzte man gerne einen „Hollerbuschen" in die Nähe des Hauses.

Fast alle Teile des Holunders können zu Heilzwecken vielfältig verwendet werden. Man kann die Blüten im Juni sammeln, die Beeren im August und September.

Die Blüten haben eine stark schweißtreibende Wirkung. Ein heißer Blütentee empfiehlt sich daher bei allen Erkältungskrankheiten. Der Fliedertee, wie der Holunderblütentee auch genannt wird, regt außerdem den Stoffwechsel an und ist ein beruhigendes, schmerzlinderndes Mittel bei Kopfschmerzen. Aus den Blüten kann man auch Sirup erzeugen. Die Beeren sind wertvolle Vitaminspender und werden zu Saft, Mus, Wein und Marmelade verarbeitet. Frisch gegessen verursachen sie Brechreiz und Übelkeit, daher immer kochen. Die Rinde und die Wurzel des Hollers wirken stark harntreibend und abführend.

Schön mit Holunder: *Aus den Blüten lässt sich auch ein mildes Gesichtswasser zubereiten.*

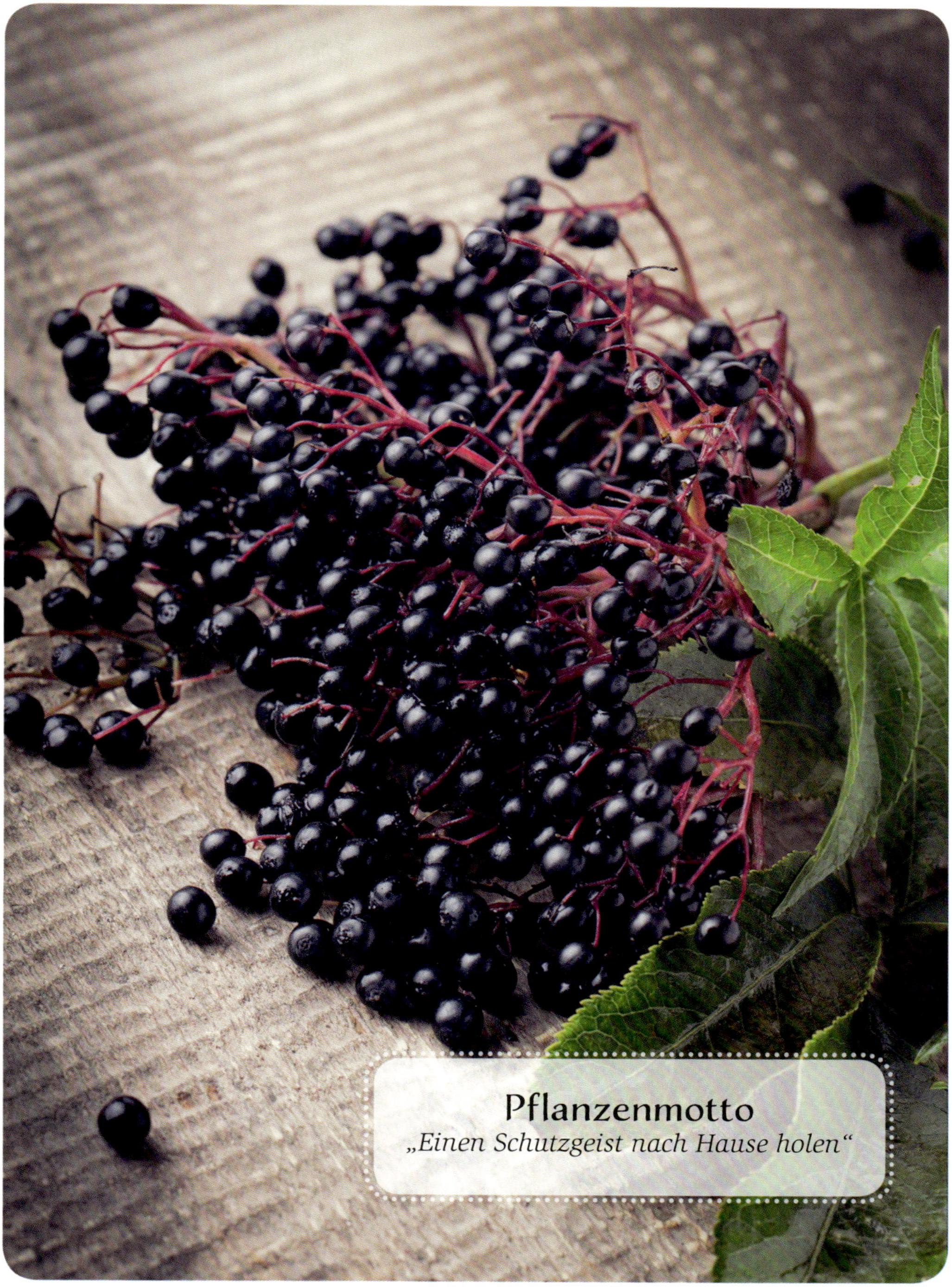

Pflanzenmotto

„Einen Schutzgeist nach Hause holen"

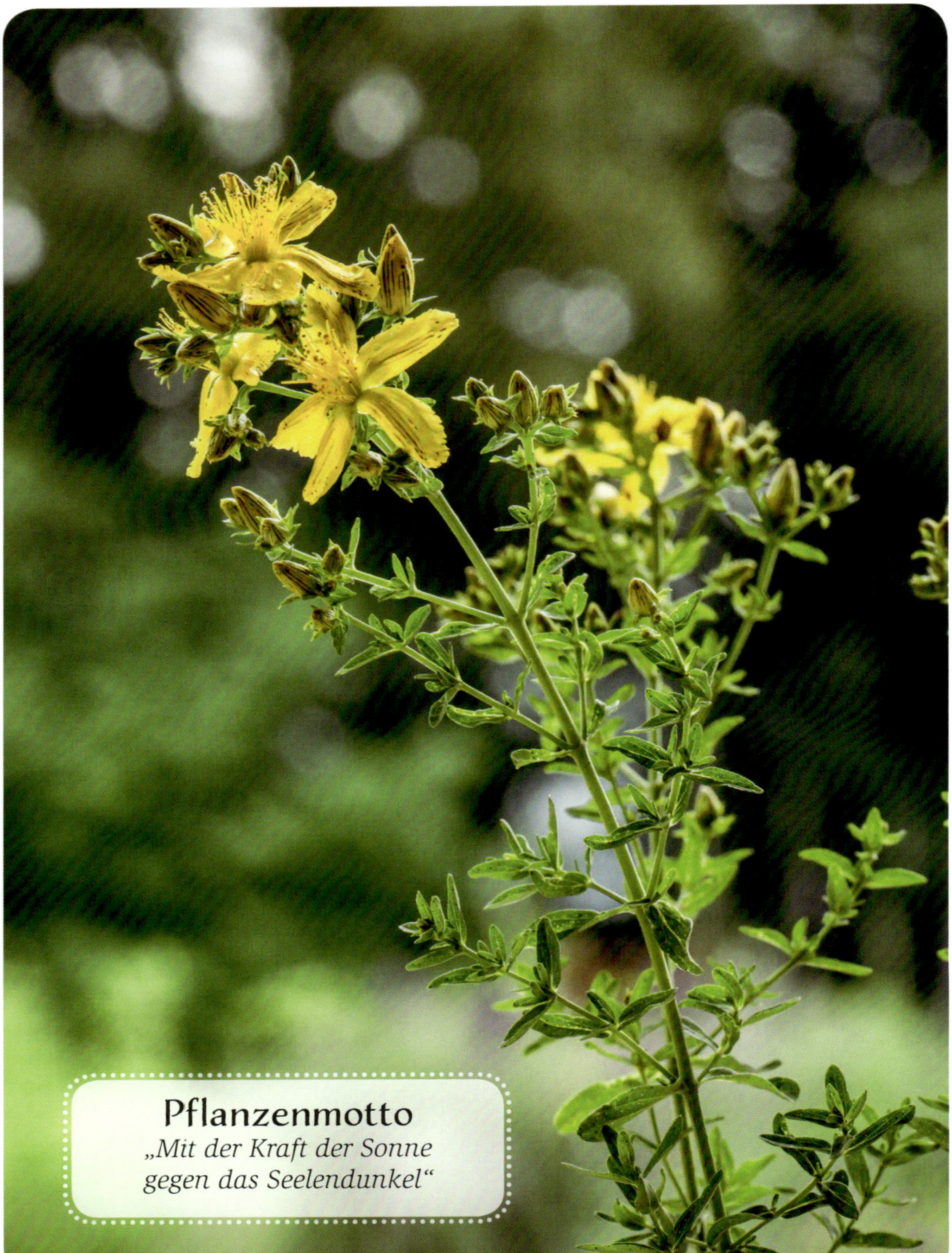

Pflanzenmotto

„Mit der Kraft der Sonne gegen das Seelendunkel"

Johanniskraut

(Hypericum perforatum)

Duft: fein, würzig-warm
Qualität: warm und trocken
Organzuordnung: Leber, Niere, Herz
Säftebezug: leitet Schwarzgalle aus, verbessert die Blutqualität

Wirkung: Harmonisierend, angstlösend, baut Spannung ab, gegen seelische Verstimmung und leichte Depression. Geräuchert klärt Johanniskraut Räume mit hoher elektromagnetischer Belastung. Kann bei Verletzungen und Schmerzen in nervenreichem Gewebe genutzt werden.

Ernte und Räucherwerk: Gedeiht an Weg- und Waldrändern, sonnigen Stellen im Garten. Zum Räuchern verwenden wir die Blüten, die von Juni bis August geerntet werden. Da die Blüten nur einen sehr zarten Duft entwickeln, kann die Pflanze mit Angelikawurzel, Königskerze und Fichtenharz gemischt werden.

Volksheilkunde

Das Johanniskraut ist eine uralte und sehr wertvolle Heil- und Arzneipflanze, die auch in der modernen Phytotherapie noch ihren Platz hat. Der Name kommt daher, dass die Pflanze um den Johannistag (24. Juni) blüht und die Blüten geerntet werden. Zerreibt man die Blüten, so tritt ein blutroter Saft aus. Er soll das vergossene Blut Christi symbolisieren.

Das Johanniskraut speichert die ganze Sommersonnenkraft und wird daher wegen seiner erhellenden Wirkung auf die Seele geschätzt. Es ist die Königin unter den Sonnenkräutern wie etwa Ringelblume, Beifuß und Kamille.

Seine goldgelben, fünfstrahligen Blüten leuchten wie kleine Sonnenräder und die vielen Staubblätter strahlen wie Funken. Die Blätter sehen, gegen die Sonne gehalten, aus, als wären sie mit Nadeln durchstochen. Das Johanniskraut hat die Kräfte des Lichtes in sich aufgesogen und kann diese an traurige, depressive und erschöpfte Seelen abgeben und sie wieder „aufhellen“. Man bereitet Tee, Tinktur oder Ölauszug aus der Pflanze. Der rote Farbstoff des Pflanzenöls, das Hypericin, regt unseren Zellstoffwechsel an und gibt neue Energie. Außerdem hat Johanniskraut eine allgemein kräftigende, krampflösende und entzündungshemmende Wirkung.

***Vorsicht:** Johanniskraut macht uns lichtempfindlich, daher direkte Sonneneinstrahlung in der Zeit der Verwendung vermeiden.*

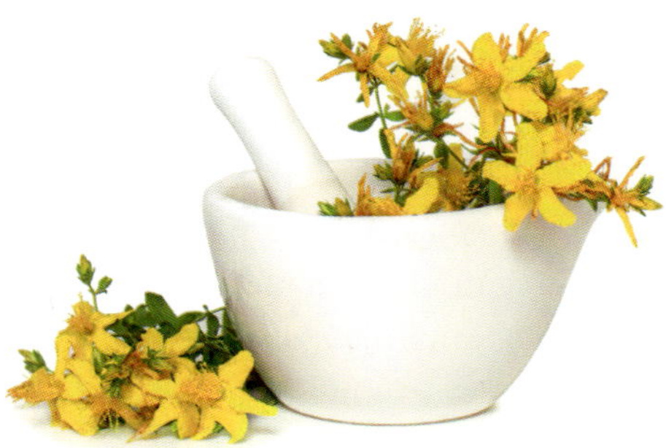

Königskerze

(Verbascum thapsiforme)

Duft: fein, warm, honigartig

Qualität: warm und trocken

Organzuordnung: Lunge

Säftebezug: klärt Hitze, klärt das rechte Maß an Feuchtigkeit

Wirkung: Richtet von innen auf, baut bei Streit Spannung ab, wirkt Elektrosmog entgegen, reinigt negative Energien in Räumen. Hilft bei Reizhusten und Heiserkeit, löst Bronchialschleim.

Ernte und Räucherwerk: Gedeiht an Bahndämmen, auf Schutt und steinigen Hängen. Man verwendet die im Sommer geernteten Blüten und Samen. Gut zu mischen mit Arnika, Johanniskraut und Wermut.

Volksheilkunde

Die wahrhaft königliche Pflanzenkerze mit dem schillernden Blütengelb leuchtet einem aufmunternd von weitem entgegen. Sie wärmt und gibt Licht in Krisen. Kerzengerade erhebt sich die stattliche Pflanze weit über das Grün der anderen Pflanzen und sie wächst auch Menschen über den Kopf. Die Königskerze öffnet täglich nur ein paar zart duftende Blüten, die an langen Blütenständen in Büscheln vereint sind und nie alle auf einmal blühen. Kaum ist ein „Licht" erloschen, geht das nächste auf. Ich finde, es gibt kein freundlicheres, herzerwärmenderes Gelb als das der Königskerzenblüten. Die aufrechte, starke Pflanze will dem Menschen helfen sein Selbstvertrauen zu stärken, Kraft schenken und Klarheit fördern, kurzum: Sie hilft einem Menschen sich wieder aufzurichten.

Seit Jahrhunderten schätzt man die Königskerze als Hilfsmittel gegen depressive Verstimmungen und als pflanzliches Hustenmittel. Am häufigsten werden die Blüten für Tee verwendet. Man trinkt ihn bei Erkältungen, trockenem Husten, Bronchitis, Heiserkeit und Asthma. Durch den milden Geschmack ist der Tee auch gut für Kinder geeignet.

Hildegard von Bingen schrieb: *„Wer ein schwaches und trauriges Herz hat, soll Königskerzen zusammen mit Fleisch, Fisch oder Kuchen kochen und essen, dann wird sein Herz wieder gekräftigt und wieder freudig werden. Wer in der Stimme, in der Kehle heiser ist und in der Brust Schmerzen hat, der koche Königskerze und Fenchel in gleichen Teilen mit gutem Wein. Abseihen und oft trinken, dadurch wird die Stimme wiedererlangt und die Brust wird geheilt."*

Bevor die Königskerze erstmals blüht, nimmt sie sich ein Jahr Zeit, eine Blattrosette zu entwickeln. Die Blätter sind samtig weich in einen wolligen Haarpelz gehüllt. Dieser verhalf der Königskerze zum Namen Wollkraut. Sie heißt auch Wetterkerze, weil der Volksglaube meinte, dass sie das Haus vor Blitzschlag schütze.

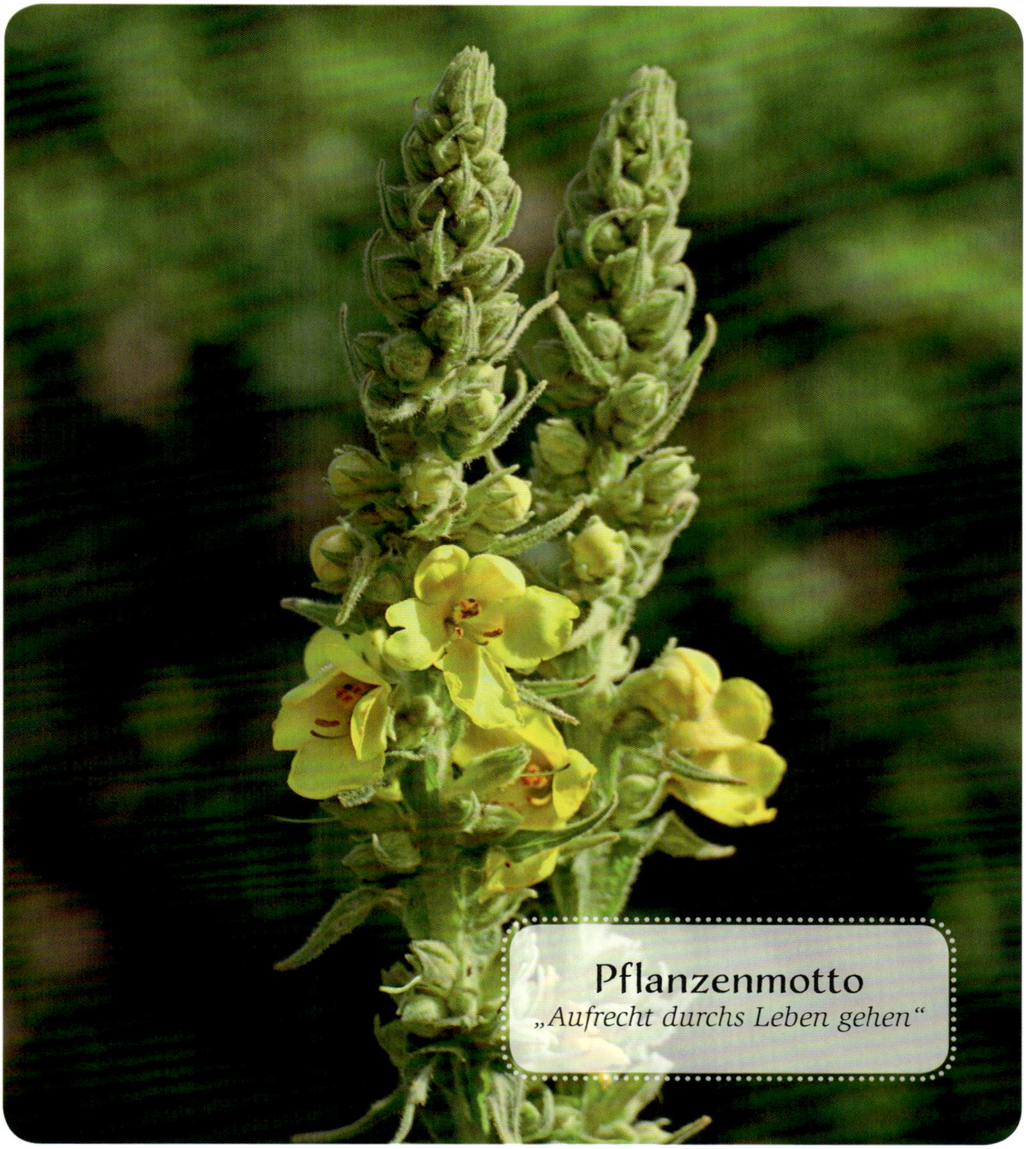

Die Stängel der Pflanze wurden in Öl, Harz, Pech oder Wachs getaucht und dienten als Fackeln. Zu Maria Himmelfahrt am 15. August ist die Königskerze, auch Marienkerze genannt, das prachtvolle Mittelstück der Kräuterbüschel, die Mensch und Tier vor Krankheit bewahren sollen. Das vorjährige Kräuterbüschel wird in Haus, Hof und Stall verräuchert.

Lavendel

(Lavandula angustifolia)

Duft: aromatisch frisch, süß
Qualität: warm und trocken
Organzuordnung: Herz, Leber
Säftebezug: klärt kaltes Phlegma

Wirkung: Besänftigt, wirkt reinigend und desinfizierend, klärend und ausgleichend. Beruhigt die Nerven, fördert den Schlaf. Geräuchert wird zur Segnung von Kindern und Säuglingen, um das „dritte Auge" zu öffnen und für klare Visionen. Lavendelblüten wirken leicht beruhigend auf das Zentralnervensystem.

Ernte und Räucherwerk: Gedeiht in Gärten und lichten Laubwäldern. Man erntet Blüten und Blätter an sonnigen Vormittagen im Sommer. Zum Mischen eignen sich Rose, Nelke und Melisse.

Volksheilkunde

Seit Jahrtausenden verzaubert Lavendel mit seinen duftenden blauen Blüten die Menschen. Der vielseitig verwendbare Lavendel ist Balsam für unsere Seele.

Die Römer parfümierten ihr Badewasser mit diesem Duftkraut und wuschen auch ihre Kleider in Lavendelsud. Ein anstrengender Tag ohne entspannendes Lavendelbad war für viele Römer kaum vorstellbar. Die römischen Soldaten verwendeten ihn als Wundarznei und zur Beruhigung der Nerven.

Lavendel wurde auch Muttergottespflanze genannt, die Körper, Geist und Seele rein wäscht, böse Geister und unreine Gedanken vertreibt.

Hildegard von Bingen empfahl: *„Der Lavendel ist warm und trocken, seine Wärme ist gesund. Wer Lavendel in Wein kocht oder, wenn er keinen Wein hat, mit Honig und Wasser kocht und so lau oft trinkt, der mildert den Schmerz in der Leber und in der Lunge."*

Paracelsus verwendete die Heilpflanze als Nervenmittel. Heute nutzt man die desinfizierenden und entspannenden Eigenschaften des Lavendels in der pharmakologischen Duftheilkunde. Er wirkt antibakteriell, antiviral, entzündungshemmend, pflegend und beruhigend, ohne müde zu machen.

Tee aus den Blüten wird bei innerer Unruhe, nervöser Erschöpfung, Einschlafstörungen, Herzklopfen und Altersschwäche empfohlen. Er gehört zu den krampflösenden, blähungstreibenden Magenmitteln. Im Garten verbreitet er nicht nur aromatischen Duft und mediterrane Schönheit, er eignet sich auch zur Abwehr von Mücken. Zur Haut- und Haarpflege wird sein ätherisches Öl als Badeöl und Seife verwendet. Ich empfehle Lavendel auch bei Nagelpilz und zur Abschwellung von Insektenstichen.

Der wohltuende Duft findet sich in Säckchen mit Lavendelblüten für den Kleiderschrank oder in Speisen, die mit Lavendel gewürzt sind.

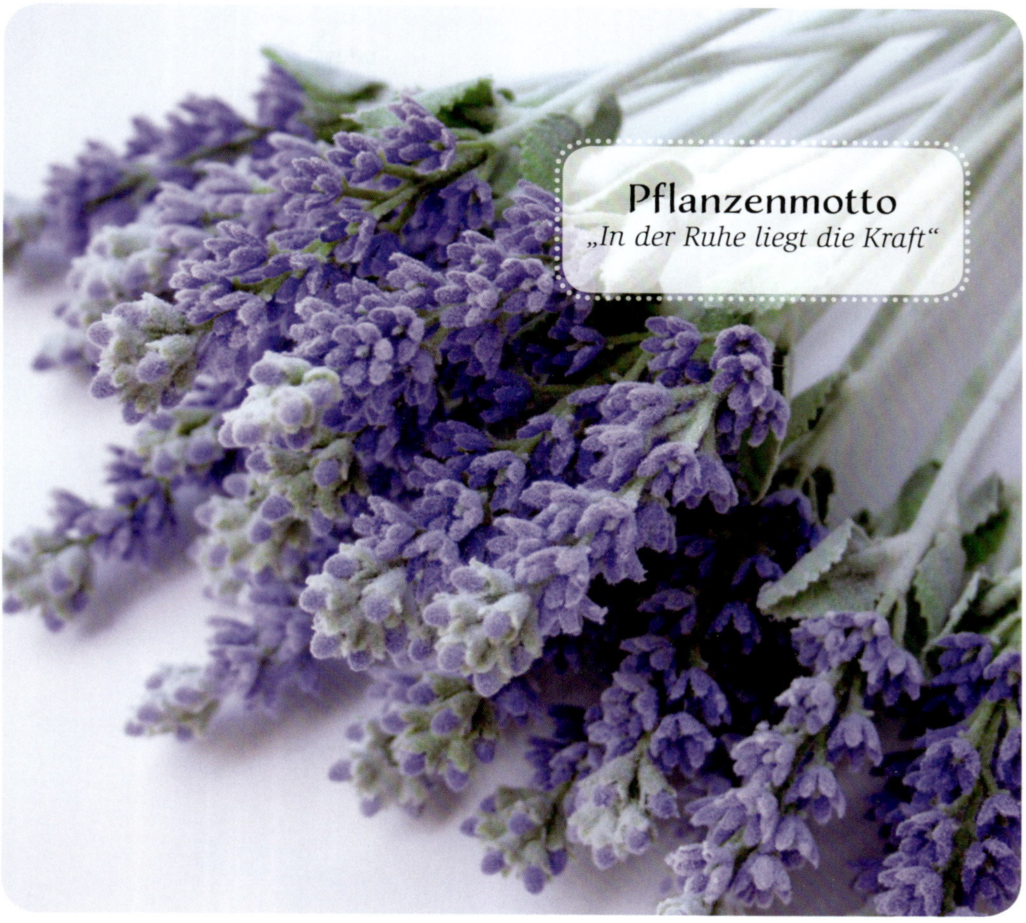

„Und mich entführt Lavendelduft
Denke ich an dich
So liegt Lavendel in der Luft
Bloß weil ich an dich denken muss

Denn wenn sich in mir Ruhe eint
So liegt es nur an deinem Duft
So wie er auf meiner Haut mir liegt
Meistens wenn die Sonne scheint

Lavendel du hast sie mir gezeigt
Die Pflanze selbst so unscheinbar
Bleibt mir nicht mehr unsichtbar
Weil du mir Leben einverleibst

Ich liebe dich
Weil du so riechst
Und in mir einen Menschen siehst
Von dem du weißt dass er dich liebt"

Marcel Dembski

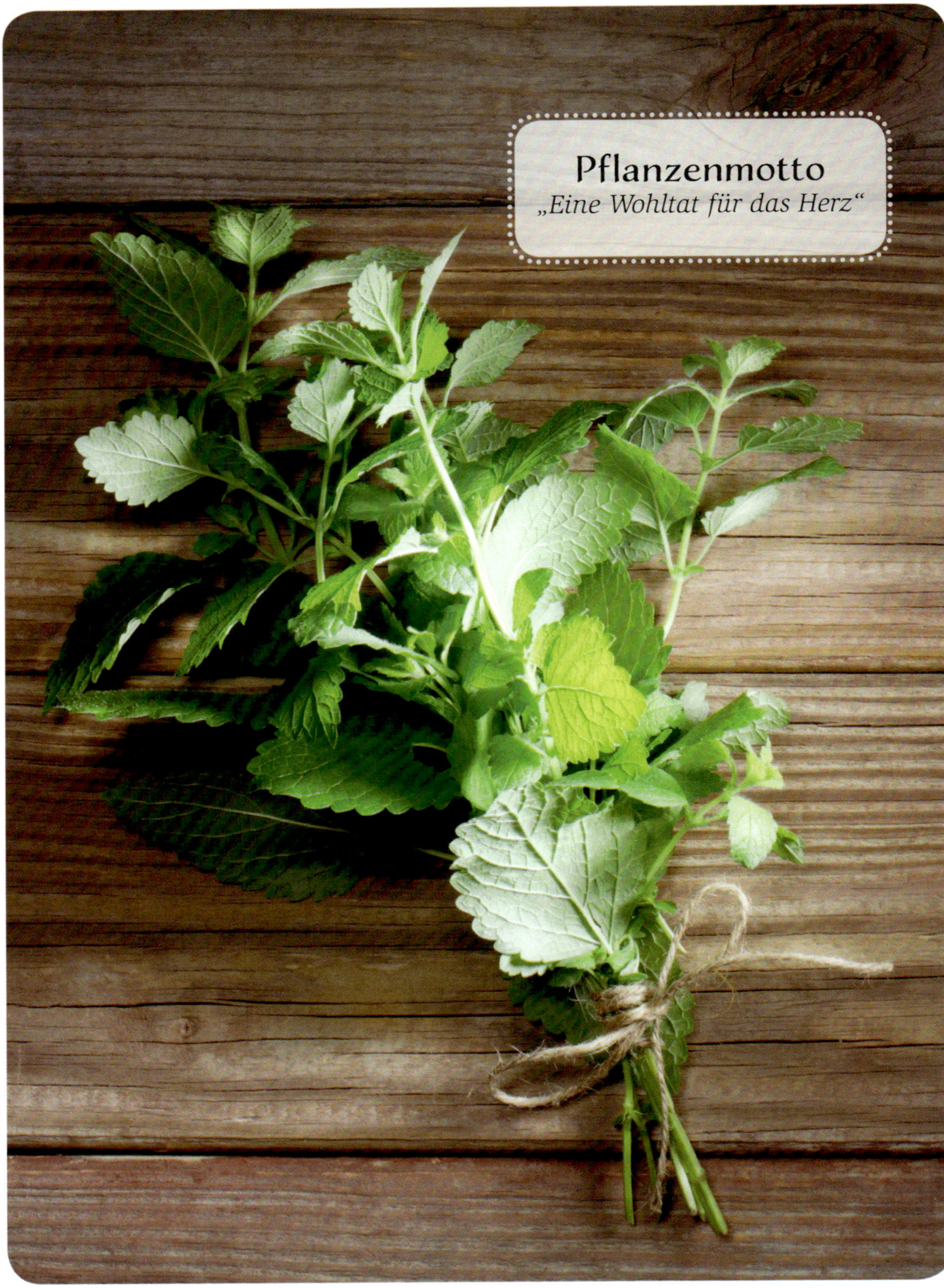
Pflanzenmotto
„Eine Wohltat für das Herz“

Melisse

(Melissa officinalis)

Duft: aromatisch, nach Zitrone
Qualität: warm und trocken
Organzuordnung: Leber, Magen, Herz
Säftebezug: entfernt melancholisch Feuchte, reinigt das Blut von Melancholera

---

Wirkung: Hellt melancholische Stimmung auf, lindert Stressfolgen, hilft die innere Balance zu finden. Wird bei nervös bedingten Leiden von Herz, Magen und Darm empfohlen. Gegen Liebeskummer.

Ernte und Räucherwerk: Gedeiht in Gärten und in sonniger windgeschützter Lage. Zum Räuchern nehmen wir die oberirdischen Teile, die Stängel und Blätter.

Der feine Melissenduft verfliegt schnell beim Räuchern, daher kann man die Pflanze gut mit Harzen mischen.

Volksheilkunde

Die Melisse mit ihrem Zitronenduft war bereits den Griechen und Römern als Bienenfutter, Heil- und Gewürzpflanze bekannt. Die Römer waren wohl die Ersten, die über die therapeutische Anwendung der Melisse schrieben. Sie wurde in erster Linie als Herz- und Magenmittel verwendet. Die Benediktinerin Hildegard von Bingen nannte die Melisse auch Bienenauge und meinte, dass die Melisse das Herz glücklich mache, weil sie die Kräfte von 15 anderen Kräutern in sich trage. Volkstümliche Namen wie Herztrost, Herzkraut oder Herzbrot zeugen von der Wirkung bei Herzkrankheiten und melancholischen Zuständen.

Auch Paracelsus wandte die Pflanze im Sinne der Signaturenlehre wegen ihrer herzförmigen Blätter bei Herzkrankheiten an: *„Melisse ist von allen Dingen, die die Erde hervorbringt, das beste Kraut für das Herz."*

Wohl am bekanntesten ist bis heute der „Klosterfrau-Melissengeist", nach einer Rezeptur der Klosterapothekerin **Maria Clementine Martin** (Anfang des 19. Jahrhunderts). Er wirkt, wenn sich etwas „auf den Magen geschlagen hat", bei Völlegefühl und/oder Nervosität.

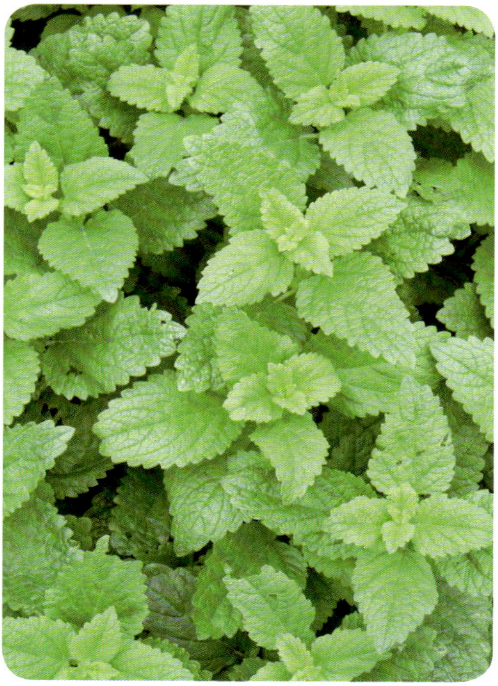

Mistel

(Viscum album)

Duft: warm, krautig-würzig

Qualität: neutrale Wärme und feucht

Organzuordnung: Herz, Niere, Leber

Säftebezug: entfernt melancholische Feuchte, reinigt das Blut von Melancholera

---

Wirkung: Verwandelt negative Schwingungen in lichte, höhere. Bringt Licht ins Unbewusste, beruhigt das Nervensystem. Die Mistel reguliert den Kreislauf und senkt geringfügig den Blutdruck, wirkt zelleregulierend und immunstimulierend.

Ernte und Räucherwerk: Wächst auf Bäumen. Zum Räuchern schneiden wir sie zwischen Herbst und Frühjahr vom Baum und verwenden Stängel und Blätter. Gut zu mischen mit Eisenkraut und anderen Harzen. Zur Wintersonnenwende – vom 21. auf den 22. Dezember – wird die Pflanze gerne geräuchert. Mistelräucherungen können mit ihrer förderlichen Energie den Weg zu neuer, guter Entwicklung und Gesundheit weisen.

Volksheilkunde

Die Mistel wird in der Literatur als Halbschmarotzer geführt, sie lebt mit dem Baum aber in Symbiose. Der Baum nährt die Mistel und die Mistel schafft für ihn ein erträgliches Umfeld.

Wer kennt ihn nicht, den Druiden Miraculix, der die Mistel von den Bäumen schneidet und mit ihr seinen Zaubertrunk zubereitet ... Tatsache ist, dass das Mistelritual bei den Kelten weit verbreitet war. Auch bei den Römern galt sie als Heil- und Fruchtbarkeitspflanze. Mistelzweige waren ein Friedenssymbol, sollten Glück bringen und böse Geister abwehren. Ein uralter Brauch ist es auch bei uns, zur Adventzeit Misteln über die Eingangstüren zu hängen, um Böses fernzuhalten und dem Glück Einlass zu gewähren.
Ihr wird krampflösende, blutzuckersenkende und blutstillende Wirkung zugeschrieben. Sie wird aber auch bei Kopfschmerzen, Migräne, Konzentrationsschwäche und Schwindel eingesetzt.
Ihre ausgleichende Wirkung macht die Mistel zu einem hervorragenden Herz- und Kreislaufmittel. Die heilwirkendste Mistel für Tee, Tinkturen und Räucherungen soll übrigens vom Apfelbaum kommen.

Teezubereitung: *Gesammelt werden die kleinen Mistelzweige mit Blättern von Mitte Oktober bis Mitte Dezember und von März bis April. Man setzt sie kalt an, weil durch das Erwärmen die Heilwirkung nachlässt. 2 TL Mistelblätter mit 1/4 l kaltem Wasser ansetzen und 6–8 Stunden ziehen lassen.*

„Sie wartet auf dem Baum hoch,
die Mistel, und schaut himmelwärts.
Du aber Mensch, du brauchst sie doch
für deinen Kreislauf und fürs Herz."

Pfarrer Hermann Wagner

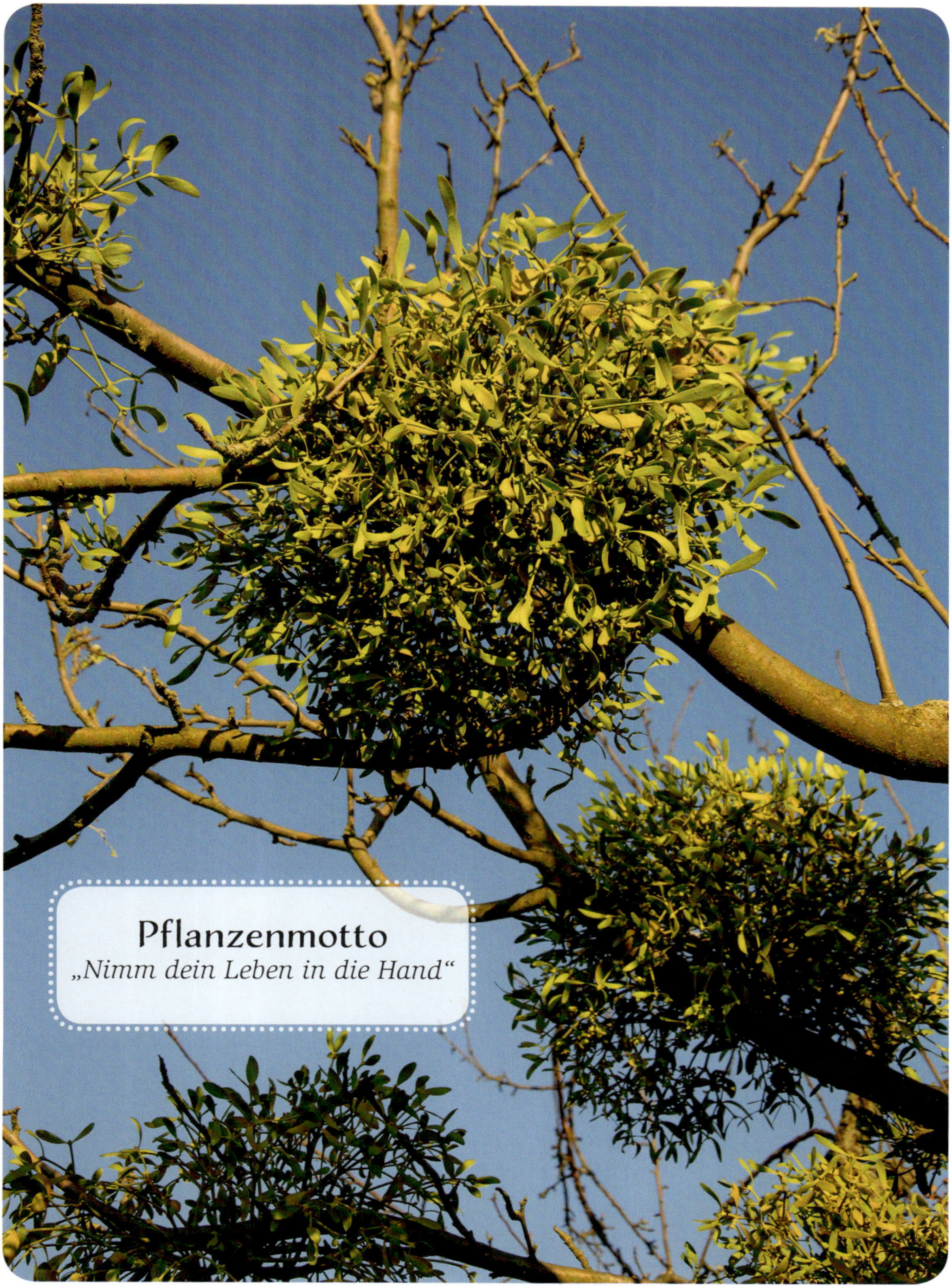

Pflanzenmotto

„Nimm dein Leben in die Hand“

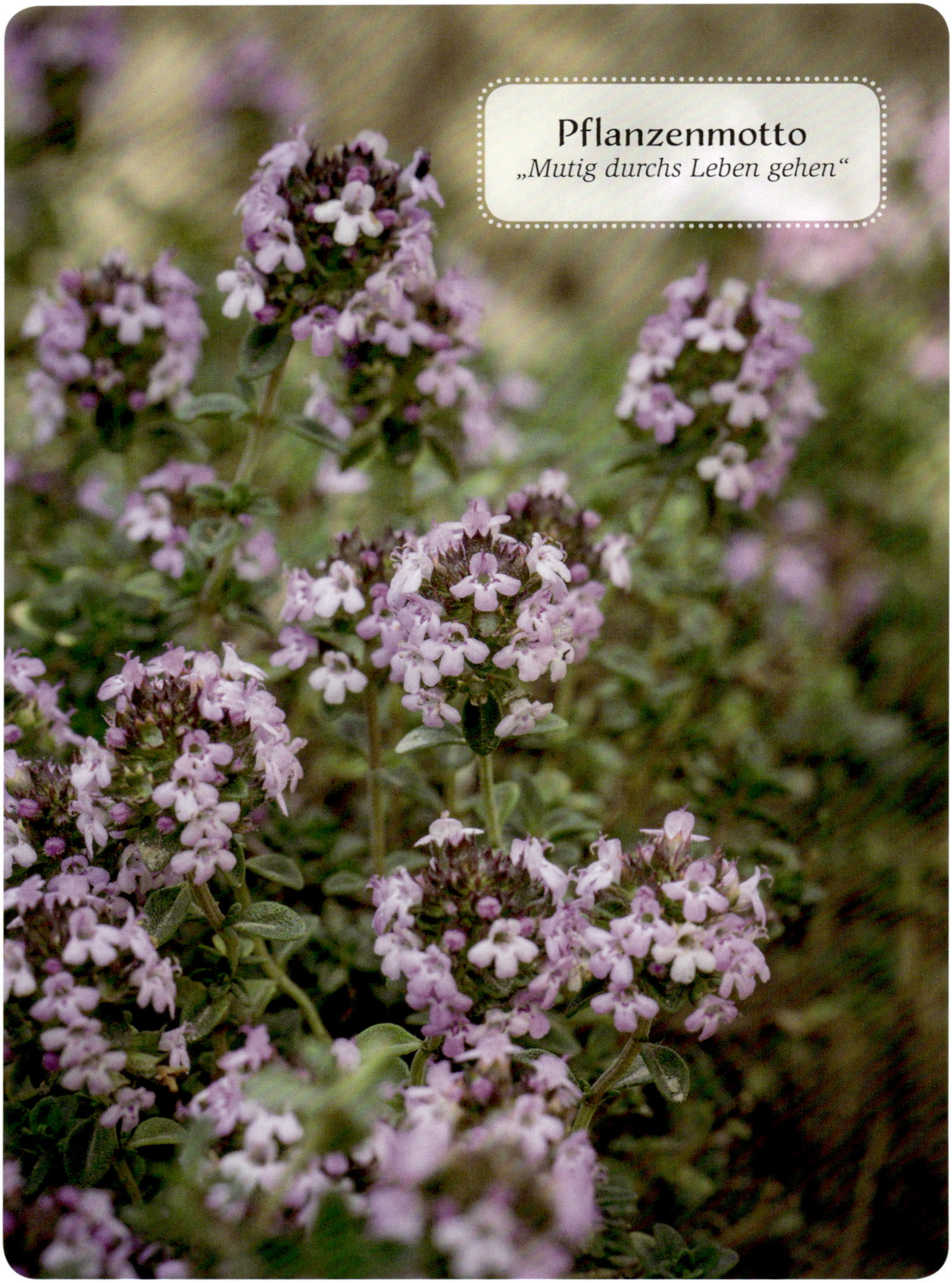
Pflanzenmotto
„Mutig durchs Leben gehen“

Quendel

(Thymus pulegioides)

Duft: herb, krautig-würzig
Qualität: warm und trocken
Organzuordnung: Magen, Niere, Lunge
Säftebezug: verdünnt, verzehrt und wärmt kaltes Phlegma

Wirkung: Stärkt das Selbstvertrauen und Durchhaltevermögen, regt die Kraft zur Abgrenzung an. Gegen Husten, Magen- und Darmerkrankungen.

Ernte und Räucherwerk: Gedeiht an sonnigen Waldrändern, auf Trockenrasen, Felsen und an Ameisenhaufen. Zum Räuchern nimmt man die Blüten.

Gut zu mischen mit Lavendel, Fichtenharz, Melisse, Spitzwegerich, Schlüsselblume, Tausendgüldenkraut, Rosmarin.

Volksheilkunde

Der Quendel blüht zartrosa bis violett. Er bildet ganze Teppiche an Wegrändern und trockenen Orten. Sein unverkennbarer herb-würziger Duft ist von weitem wahrzunehmen. Der Quendel ist der wildwachsende Bruder des Gartenthymians und wird auch Feldthymian, Sandthymian, Geschwulstkraut oder Wilder Thymian genannt. Die heilende Wirkung des Thymians gegen Lungen- und Bronchienleiden wurde erst im Mittelalter bekannt und geschätzt. Benediktiner-Mönche brachten ihn nach Deutschland, wo er in den Klostergärten angebaut wurde. Die Äbtissin Hildegard von Bingen empfahl den Thymian bei Atemnot, Asthma und Keuchhusten.

In der Naturheilkunde lässt sich die Heilpflanze fast genauso verwenden wie der Thymian. Der Quendel hat eine krampflösende, desinfizierende und schleimlösende Wirkung und hilft bei Hustenreiz, Keuchhusten oder Asthma. Er gilt auch als ausgesprochenes Frauenkraut gegen Menstruationskrämpfe und zur Regulierung der Monatsblutung. Der Quendel beruhigt und sorgt dafür, dass man leichter ein- und besser durchschläft.

Äußerlich nutzt man den Aufguss bei Entzündungen der Haut, Prellungen und Quetschungen. Quendel-Hydrolat ist gut bei Akne, unreiner Haut und bei Neurodermitis zur Juckreizlinderung.

Als Speisenwürze macht es Gerichte bekömmlicher. Hildegard von Bingen empfiehlt es als eines der wichtigsten Gewürze neben Galgant und Bertram. Wichtig ist, dass man den Quendel mitkocht.

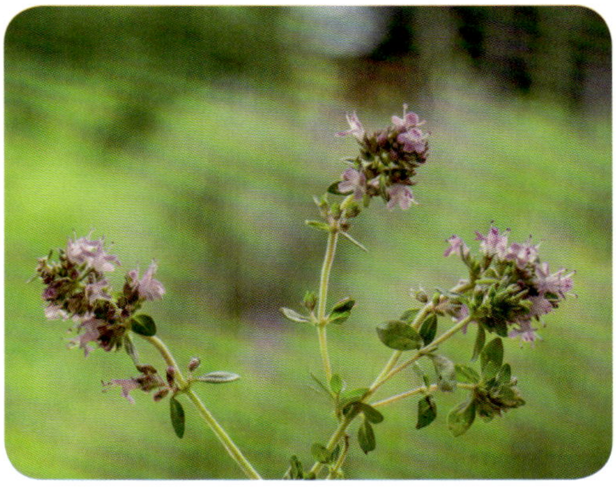

Rose

(Rosa gallica, Rosa canina u. a. Arten)

Duft: blumig-süß
Qualität: kalt und trocken
Organzuordnung: Herz, Magen
Säftebezug: klärt Sanguis-Hitze

Wirkung: Öffnet das Herz, fördert Harmonie in Beziehungen, wirkt aphrodisierend. Weiht und segnet. Wird vorwiegend bei Haut- und Schleimhautentzündungen genutzt.

Ernte und Räucherwerk: Wächst hauptsächlich in Gärten. Man erntet die Blütenblätter kurz nach dem Aufblühen. Wenn man beim Räuchern einen intensiveren Rosengeruch möchte, kann man ätherisches, naturreines Rosenöl auf etwas Sandelholz geben. Gut zu mischen mit Lavendel, Kamille, Salbei, Sandelholz, Weihrauch und Myrrhe.

Volksheilkunde

Die unendlich scheinende Vielfalt der Blüten und ihr bezaubernder Duft machen die Rose zur Königin der Blumen. Die griechische Dichterin **Sappho** (etwa 600 v. Chr.) schrieb: *„Wenn Zeus den Blumen eine Königin geben wollte, müsste die Rose diese Krone tragen."*

Die gesundheitsfördernden Kräfte und die harmonisierende Wirkung der seit der Antike bekannten Damaszener Rose machten diese zur Heilpflanze des Jahres 2013.

Im Mittelalter wurde die Rose auch Apothekerrose genannt, da sie von Apothekern und in Klöstern angebaut wurde. Die Rose gilt als Universalmittel der Pflanzenheilkunde und kann sowohl innerlich als auch äußerlich angewendet werden. Es können alle duftenden, ungespritzten Rosen verwendet werden, die im Garten wachsen. Den Rosenduft bewirken die ätherischen Öle in den Rosenblättern. Man sollte die Rose am frühen Morgen ernten, da ist das meiste ätherische Öl in den Blättern enthalten.

Auch in meiner persönlichen Heilpflanzenapotheke fehlt die Rose nicht. Das ätherische Öl und die Gerbstoffe der Rose wirken entzündungshemmend, antibakteriell und fiebersenkend. So können Sie bei Insektenstichen die Blütenblätter in der Hand zerreiben und direkt auf den Stich legen. Schwellung und Juckreiz gehen rasch zurück. Zerriebene Rosenblätter können auch bei Ekzemen und kleineren Hautverletzungen angewendet werden.

Die stimmungsaufhellende und harmonisierende Wirkung der Rose entfaltet sie auch beim Räuchern mit ihrem zarten, süßen, sinnlichen Duft. Eine Räucherung mit Rosenblütenblättern vertreibt negative Energie, schenkt innere Ruhe, wirkt entspannend und gleichzeitig belebend. Innere Blockaden können vorsichtig gelöst werden, so kommt die Energie wieder in Fluss. Gemeinsam mit Rosenblütenblättern verräucherter Rosenweihrauch verstärkt den Duft.

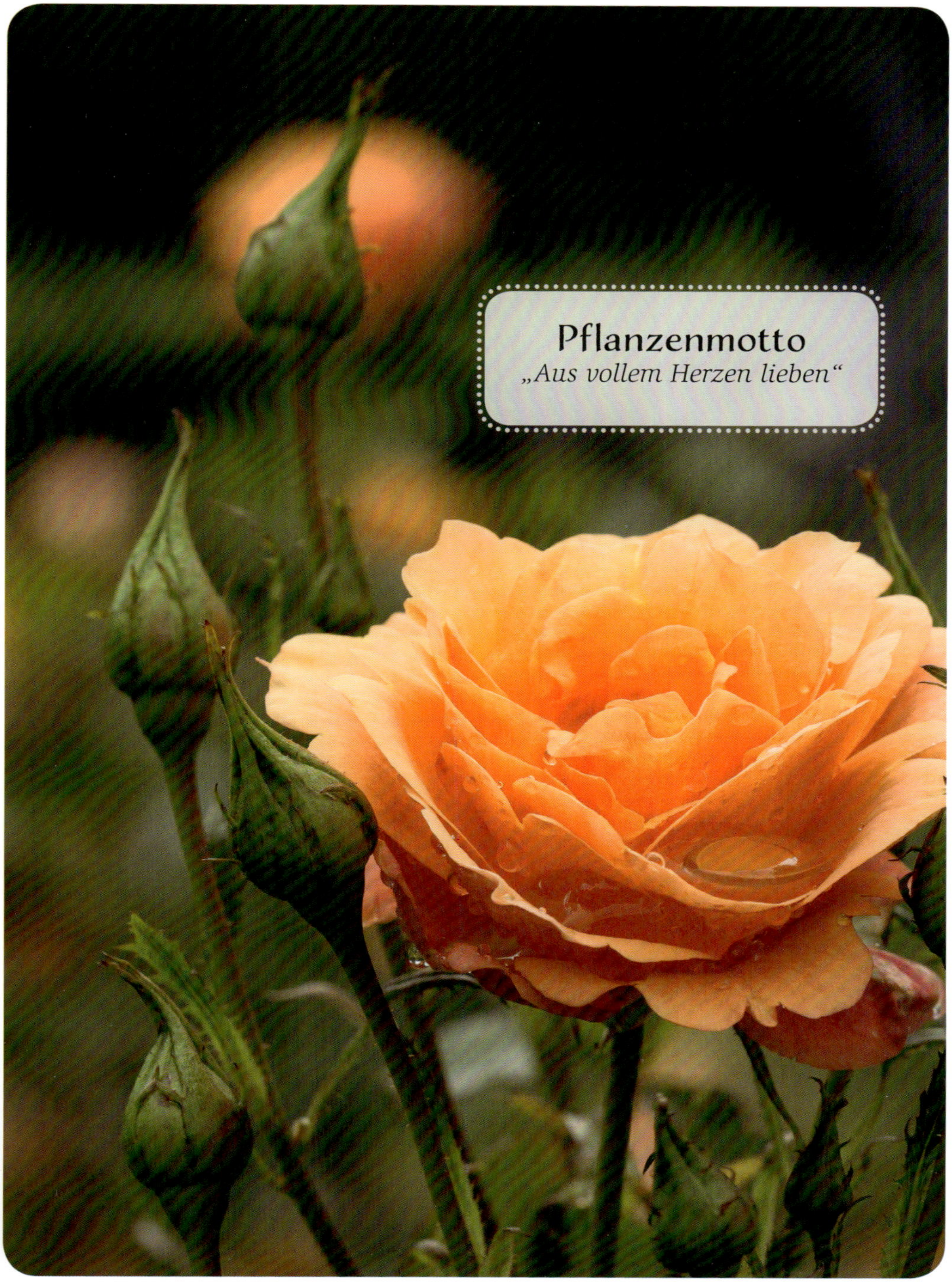
Pflanzenmotto
„Aus vollem Herzen lieben“

Rosmarin

(Rosmarinus officinalis)

Duft: würzig-erfrischend

Qualität: warm und trocken

Organzuordnung: Milz, Nieren, Gallenblase, Lunge, Herz

Säftebezug: fördert das Sanguis-Prinzip, entfernt grobe Feuchtigkeit aus dem Blut

---

Wirkung: Klärt den Geist, unterstützt Veränderung und Tatkraft, fördert das Loslassen in der Trauerarbeit, wirkt sich positiv auf die Konzentrationsfähigkeit aus und stärkt das Gedächtnis. Anregend bei Niedergeschlagenheit und Erschöpfung.

Als Räucherpflanze begleitet Rosmarin vor allem Trauernde zurück zu Lebensfreude und Fröhlichkeit. Er verscheucht schwere Gedanken, öffnet das Herz, reinigt, schützt und ist für Menschen zu empfehlen, die schwer loslassen können und die hohe Ansprüche an sich selbst stellen. Rosmarin wird wegen der anregenden Wirkung auch gerne für Liebesräucherungen verwendet. Einst wurde er bei Hochzeitszeremonien eingesetzt.

Ich wünsche Ihnen, dass auch Sie die Sprühkraft des Rosmarins in sich entdecken und durch ihn Leichtigkeit erleben.

Ernte und Räucherwerk: Wächst an windgeschützten, sonnigen steinigen Berghängen oder Gärten. Zum Räuchern verwendet man die Blätter und Triebspitzen. Gut zu mischen mit Basilikum, Lavendel, Melisse, Thymian, Ysop, Wacholder und Weihrauch.

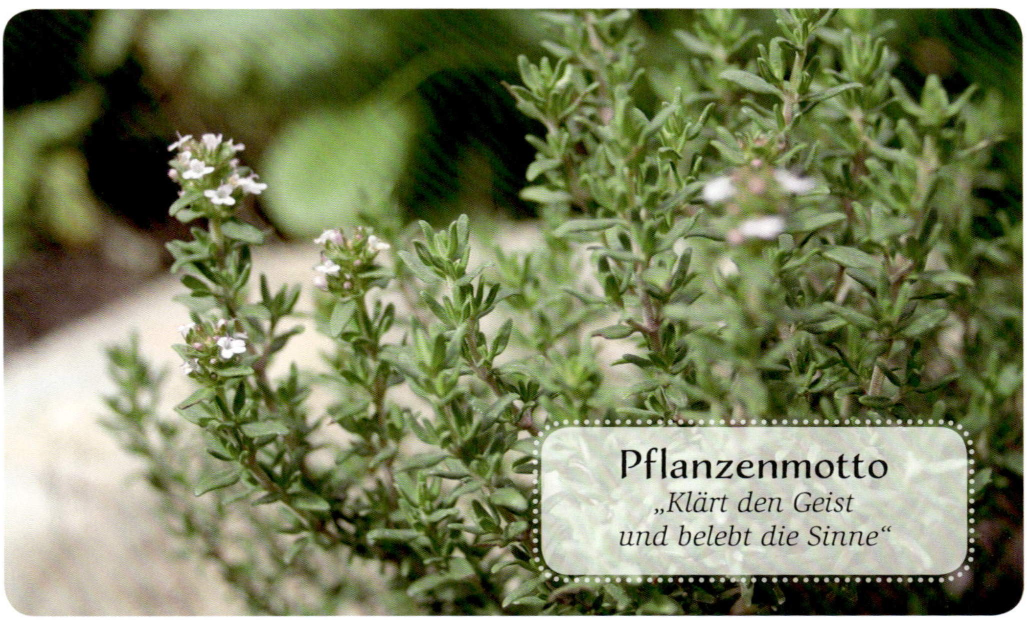

Pflanzenmotto

„Klärt den Geist und belebt die Sinne"

Persönlicher Tipp:
Wenn ich nach einem anstrengenden Arbeitstag nach Hause komme und dort noch konzentriert geistig weiterarbeiten will, helfe ich Gedächtnis, Aufmerksamkeit und Konzentration etwas auf die Sprünge – mit Tee oder/und einer Räucherung und ab und zu massiere ich die Schläfen auch mit Pfefferminzöl.

Räucherung: *1/2 Teil Alantwurzel, 1 Teil Eisenkraut, 1 Teil Ysop, 1/2 Teil Fichtenharz, ganz wenig Kampfer und Nelke, da beide Heilpflanzen sehr intensiv wirken. Falls eine Räucherung nicht möglich ist, kann man die Bestandteile auch in eine Aromaschale geben und mit einem Teelicht erhitzen. Durch die Wärme werden die Duftstoffe im Raum verteilt.*

Teemischung: *3 Teile Rosmarin, 2 Teile Pfefferminze, 2 Teile Quendel, 3 Teile Johanniskraut, 2 Teile Löwenzahnwurzel, 3 Teile Schafgarbe und 4 Teile Melisse*

Volksheilkunde

Der Name Rosmarin ist lateinisch („ros marinus") und bedeutet „Tau des Meeres". In der Antike spielte der Rosmarin als Heilpflanze keine große Rolle; als Arzneipflanze ist er erst in der Klosterheilkunde wegen seiner verdauungsfördernden Wirkung hoffähig geworden. Im 16. Jahrhundert gab es das erste destillierte Parfüm aus Rosmarin. Die Pflanze wurde damals zur Stärkung des Gedächtnisses, zur Erhaltung jugendlicher Frische, als vorbeugendes Mittel gegen die Pest und als Mundwasser empfohlen.

Rosmarin erwärmt uns besonders in der kalten, feuchten und trostlosen Jahreszeit von innen her, schenkt uns Ausdauer, Mut, Kraft, Lebendigkeit genauso wie Beständigkeit. Zugleich ist er eines der wenigen Kräuter, die niedrigen Blutdruck ausgleichen, Herz wie Kreislauf stärken.

Rosmarin verhilft zu guter Konzentration und klärt die Gedanken. Bei Erschöpfung und Niedergeschlagenheit sowie bei mangelnder Durchblutung leistet Rosmarin wertvolle Dienste. Kurzum: Rosmarin ist ein bewährtes wärmendes Stärkungsmittel bei Kreislaufschwäche und bringt gestressten und überarbeiteten Menschen neuen Schwung.

Sehr empfehlen kann ich Rosmarin als morgendlichen Muntermacher. Der Tee hat einen einzigartigen Geschmack und belebt die Sinne. Auch ein Bad oder Armbad mit Rosmarin kann Wunder wirken. Am Abend von Rosmarin eher die Finger lassen, wenn man gut schlafen möchte.

„Den Rosmarin lasse ich über meine Gartenmauern wachsen, nicht nur, weil meine Bienen ihn lieben, sondern auch, weil er das der Erinnerung und Freundschaft geweihte Gartenkraut ist. Schon ein Zweiglein von ihm spricht eine stumme Sprache."

Sir Thomas More

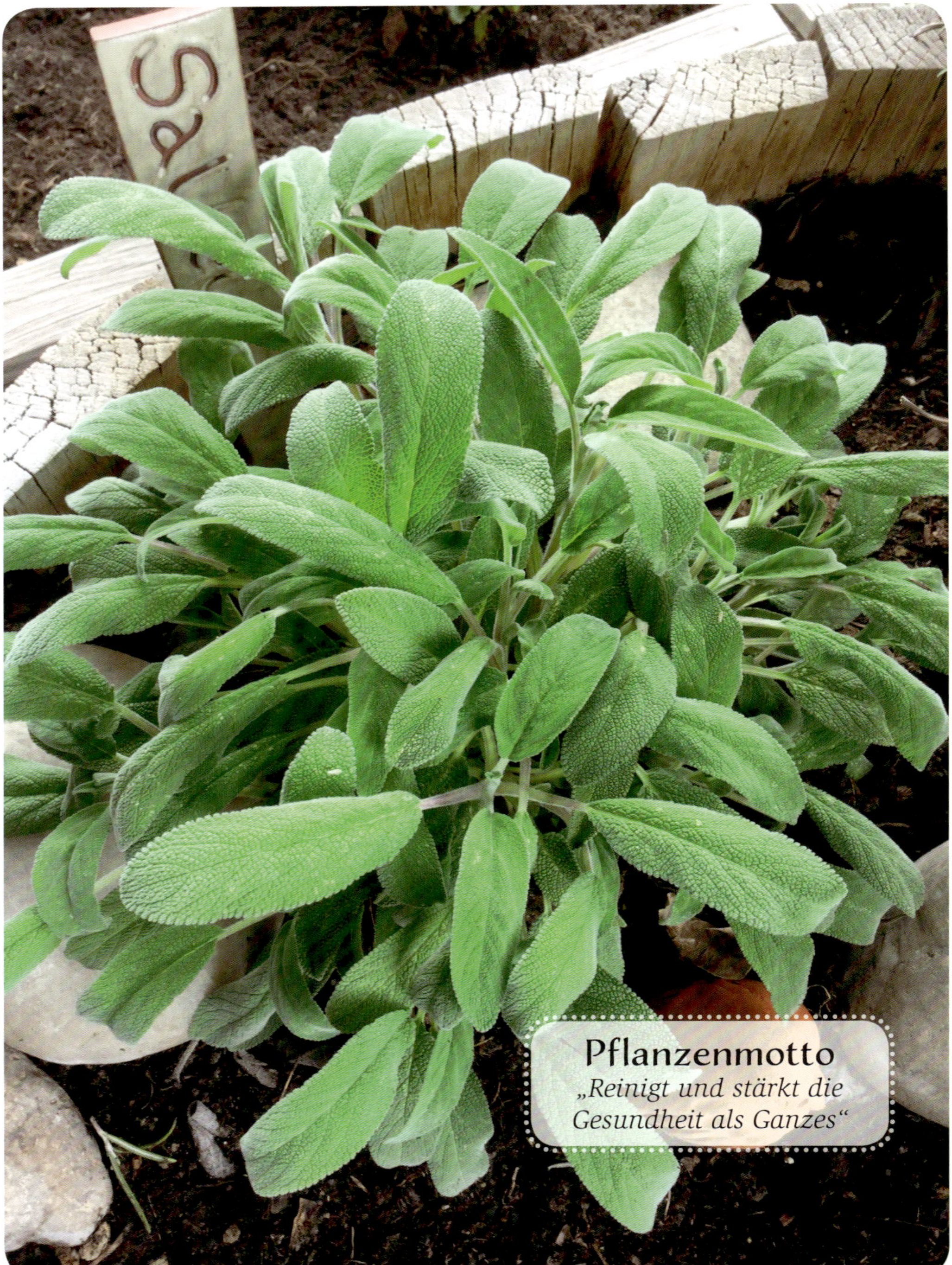

Pflanzenmotto

„Reinigt und stärkt die Gesundheit als Ganzes"

Salbei

(Salvia officinalis)

Duft: aromatisch, herb-harzig
Qualität: warm und trocken
Organzuordnung: Lunge, Magen
Säftebezug: trocknet übermäßige Feuchtigkeit

Wirkung: Reinigt Häuser, Wohnungen und Räume, beseitigt negative Energie, steigert die Konzentration und verbessert das Gedächtnis.

Ernte und Räucherwerk: Wächst im Garten und wild. Zum Räuchern verwendet man die Blätter. Genauso wie den Beifuß kann man den getrockneten Salbei zusammenballen und räuchern – ohne Kohle. Man muss nur fleißig Luft zufächern.

Gut zu mischen mit Beifuß, Lavendel und Rosmarin.

Volksheilkunde

Schon allein der botanische Name „Salvia officinalis" weist auf seine Heilfähigkeit hin: Salvia kommt von lat. „salvare", was „heilen" bedeutet, während „officinalis" auf eine arzneilich wirksame Pflanze hinweist.

Der Salbei hatte im Mittelalter den Ruf, ewiges Leben zu bringen. Kein Wunder, dass die Mönche damals schrieben: *„Cur moriatur homo, cui salvia crescit in horto?" – „Warum sollte ein Mensch sterben, dem Salbei wächst im Garten?"*

Hildegard von Bingen beschrieb die Heilwirkung des Salbeis in ihrer „Physica": *„Er wächst mehr aus Sonnenwärme als Erdfeuchte und nützt gegen kraftlose Säfte, weil er trocken ist. Roh und gekocht ist er dem gut zu essen, welchen schädigende Säfte erschöpfen, da er diese aufzehrt."*

Pfarrer Kneipp nannte den Salbei ein „Lebenselixier par excellence".

Die zusammenziehende und desinfizierende Wirkung des Salbeis wird bei Halsentzündungen und -schmerzen genutzt. Salbei ist auch schweißhemmend, wirkt antibakteriell, blutstillend, harntreibend, krampflösend, tonisierend. Als Tinktur hilft Salbei äußerlich bei Insektenstichen und in alten Heilkräuterbüchern steht: „Salbei heilt die Wunden der giftigen Thier Biß."

„Sollst nicht sterben, sondern leben, greif zum Salbei, er kann's geben."
Pfarrer Hermann Wagner

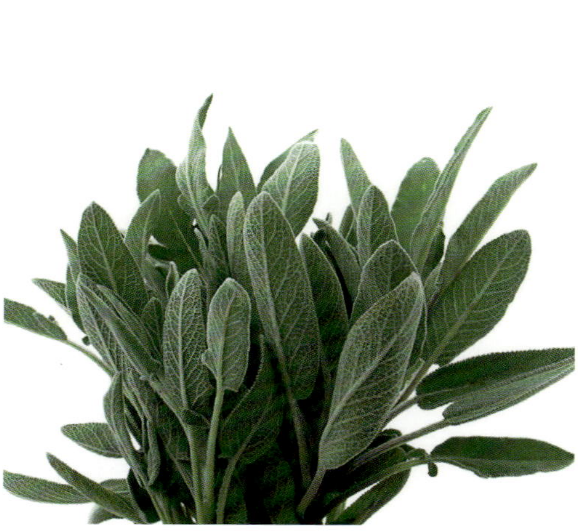

Schafgarbe

(Achillea millefolium)

Duft: leicht feinwürzig
Qualität: warm und trocken
Organzuordnung: Milz, Leber, Herz, Blase
Säftebezug: regt das Sanguis-Prinzip an

Wirkung: Fördert Weisheit und Leichtigkeit, gibt Gelassenheit, stärkt die Intuition. Hilft Blutungen zu stillen.

Ernte und Räucherwerk: Gedeiht an trockenen und sonnigen Standorten. Zum Räuchern verwendet man die weißen Blüten und Stängel.

Gut zu mischen mit Melisse, Muskatellersalbei, Lavendel und Kamille.

Volksheilkunde

Die Schafgarbe ist eine meiner Lieblingspflanzen, weil sie uns so viel Heilsames schenkt. „Garbe" bedeutet die Heilende, die vieles ausgleicht. Die Pflanze wurde im Mittelalter „Augenbraue der Venus" genannt. Zart geschwungen, filigran und anmutig – so sehen die jungen Blüten der Schafgarbe aus, verständlich dass sie mit der Göttin der Liebe und Schönheit in Zusammenhang gebracht wurde.

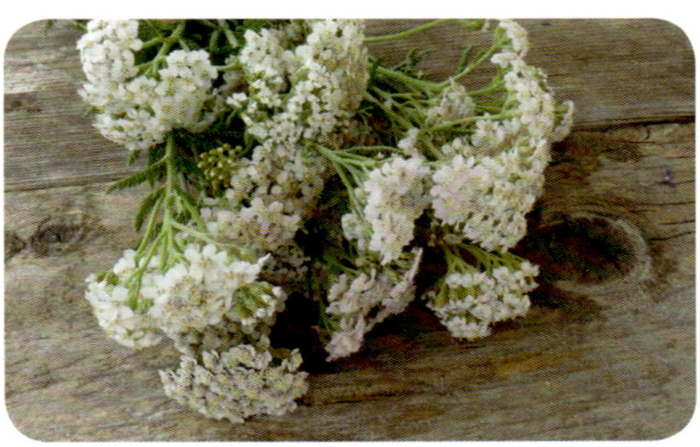

Die Schafgarbe hilft uns wieder in unsere Mitte zu finden. Die Blüte der Schafgarbe erinnert an eine Dolde, aber bei näherem Betrachten erkennt man den Korb voller Einzelblüten, darum gehört sie zur Gattung der Korbblütler. Ich sage auch immer: „Sie ist die Pflanze mit den hundert Antennen, die alles richten kann."

Hirten gaben das Kraut ihren Schafen, wenn sie krank waren, daher der Name Schafgarbe. Sie wurde Soldatenkraut genannt, weil sie die Heilung von Wunden beschleunigte. Schon Pfarrer Kneipp schreibt in seinen Büchern: *„Wüssten die Menschen, wie gesund Schafgarbe ist, ersparten wir uns viel Leid."* Hildegard von Bingen schätzte die Schafgarbe zur Blutstillung und Wundbehandlung.

Im Hochsommer, wo die Pflanze in voller Blüte steht, besitzt sie die meiste Heilkraft. Wegen ihrer ausgleichenden Wirkung kann sie bei verschiedenen Beschwerden eingesetzt werden, vor allem als Frauenkraut. Bei Störungen der Monatsblutung und anderen Frauenbeschwerden bringt die desinfizierende, entzündungshemmende und krampflösende Pflanzenkraft oft Erleichterung. Äußerlich angewendet für Umschläge und Bäder sowie als Tee ist Schafgarbe eine Wohltat für die Haut und den ganzen Körper.

Kulinarisch nutzt man den leicht bitteren Geschmack der zarten jungen

Blätter zur Verfeinerung von Salat, Suppen, als Würze für Kräuterbutter, Aufstriche und fette Speisen, denn sie fördern die Fettverdauung. Für Tinkturen und zum Trocknen verwendet man den oberen, nicht verholzten Teil mit Blüten.

Das ätherische Öl und die Bitterstoffe machen die Schafgarbe zu einem aromatischen Heilmittel bei Verdauungsstörungen, ein richtiges Bauchwehkraut also.

„Auf die Scharfgarb', liebe Frauen, sollt ihr eure Gesundheit bauen!"

Pfarrer Hermann Wagner

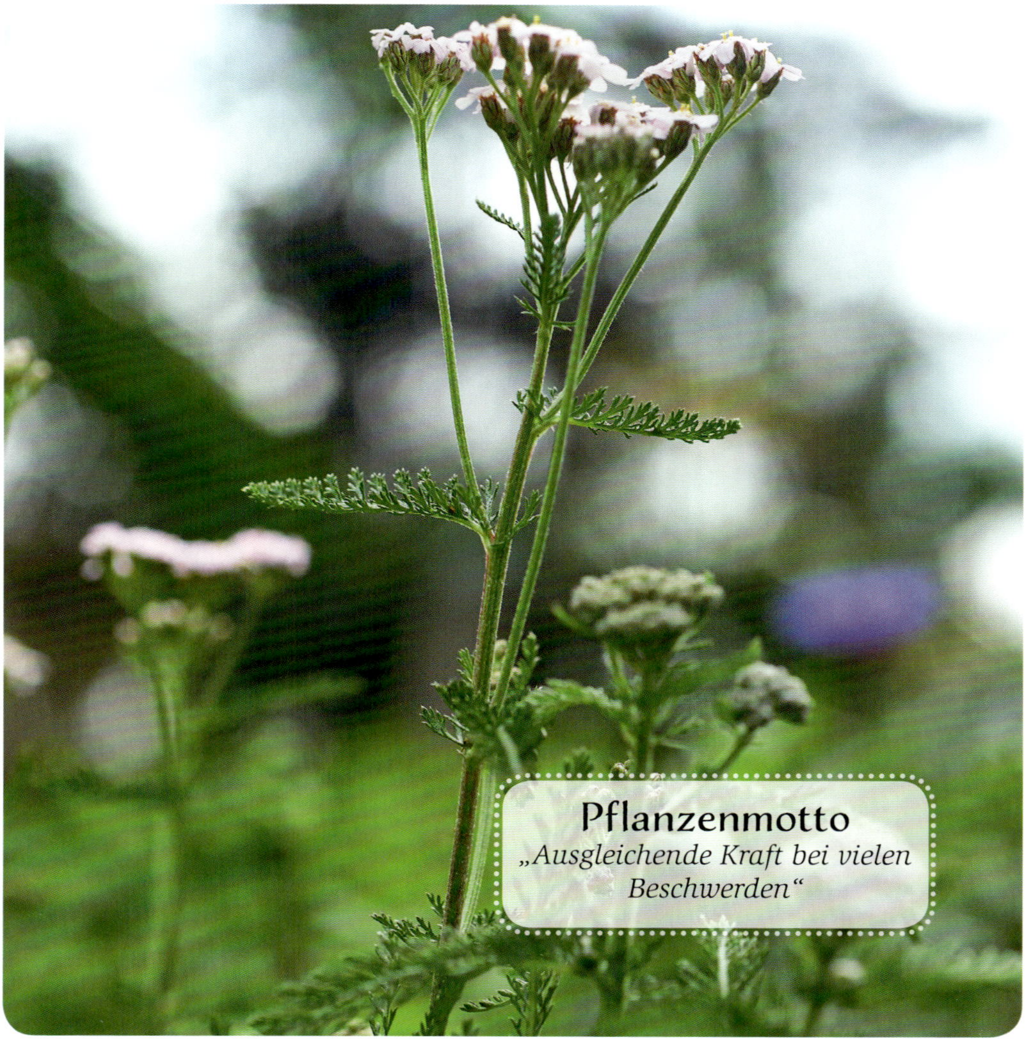

Pflanzenmotto

„Ausgleichende Kraft bei vielen Beschwerden"

Wacholder

(Juniperus communis)

Duft: frisch, waldig

Qualität: warm und trocken

Organzuordnung: Nieren, Blase, Magen, Dickdarm

Säftebezug: zerteilt den groben, zähen kalten Schleim

Wirkung: Schenkt einen klaren, wachen Geist, hält krankmachende und schädigende Einflüsse fern. Wacholder eignet sich zum Ausräuchern von Krankenzimmern und Häusern, gibt Schutz und Sicherheit. Wärmt und hilft Magen, Darm und Harnwegen.

Ernte und Räucherwerk: Gedeiht in der Heide und an trockenen, felsigen Hängen. Zum Räuchern verwenden wir Triebspitzen, Holz, Harz und Beeren. Man erntet zwischen August und Oktober.

Er ist in vielen Mischungen gern gesehen, etwa mit Beifuß, Salbei, Weihrauch oder Zeder.

Volksheilkunde

Wacholder wird auch Kranewittbaum, Feuerbaum oder Reckholder genannt und weltweit als heilige Pflanze verehrt. Im Admonter Kräuterbuch heißt es: *„Esst Kranawett und Bibernell, dann sterbt's nicht so schnell!“* Einer der bekanntesten Volkssprüche lautet: *„Vorm Holunder sollst du den Hut ziehen, vorm Wacholder niederknien.“*

Beiden Pflanzen sprach man sehr hohe Heil- und Schutzwirkung zu, verehrte sie als magische Pflanzen.

Auch in der Küche findet man die appetitanregenden Beeren, die Speisen bekömmlicher machen, als Gewürz für Sauerkraut, Saucen, Fleischgerichte und Fisch.

Für Heilzwecke bereitet man aus Wacholderbeeren Sirup, Tee, Tinkturen, Kräuteröl, Badezusätze oder Wacholderschnaps. Der Tee wird aus frischen oder getrockneten Früchten bereitet. Bei Magen-, Galle- und Leberbeschwerden kann man an den Wacholdertee denken. Wacholder ist auch keimtötend, verdauungsfördernd, blutreinigend, stoffwechselanregend, harntreibend und entwässernd.

Teezubereitung: *Man übergießt 1 TL Beeren mit 1/4 kochendem Wasser und lässt sie fünf Minuten ziehen. Abseihen und täglich bis zu 3 Tassen trinken. Eine Kur nie länger als drei Wochen durchführen, weil es sonst zu einer Nierenreizung kommen kann.*

Von Pfarrer Kneipp wird folgende Wacholderbeer-Kur überliefert:
Am ersten Tag eine Wacholderbeere zerkauen und schlucken, dann pro Tag um eine Beere mehr essen, bis man bei 15 Beeren angelangt ist. Danach wieder Tag für Tag um eine Beere reduzieren. Diese Kur hilft bei Wasseransammlungen, stärkt das Zahnfleisch, die Verdauung und reinigt den Atem.

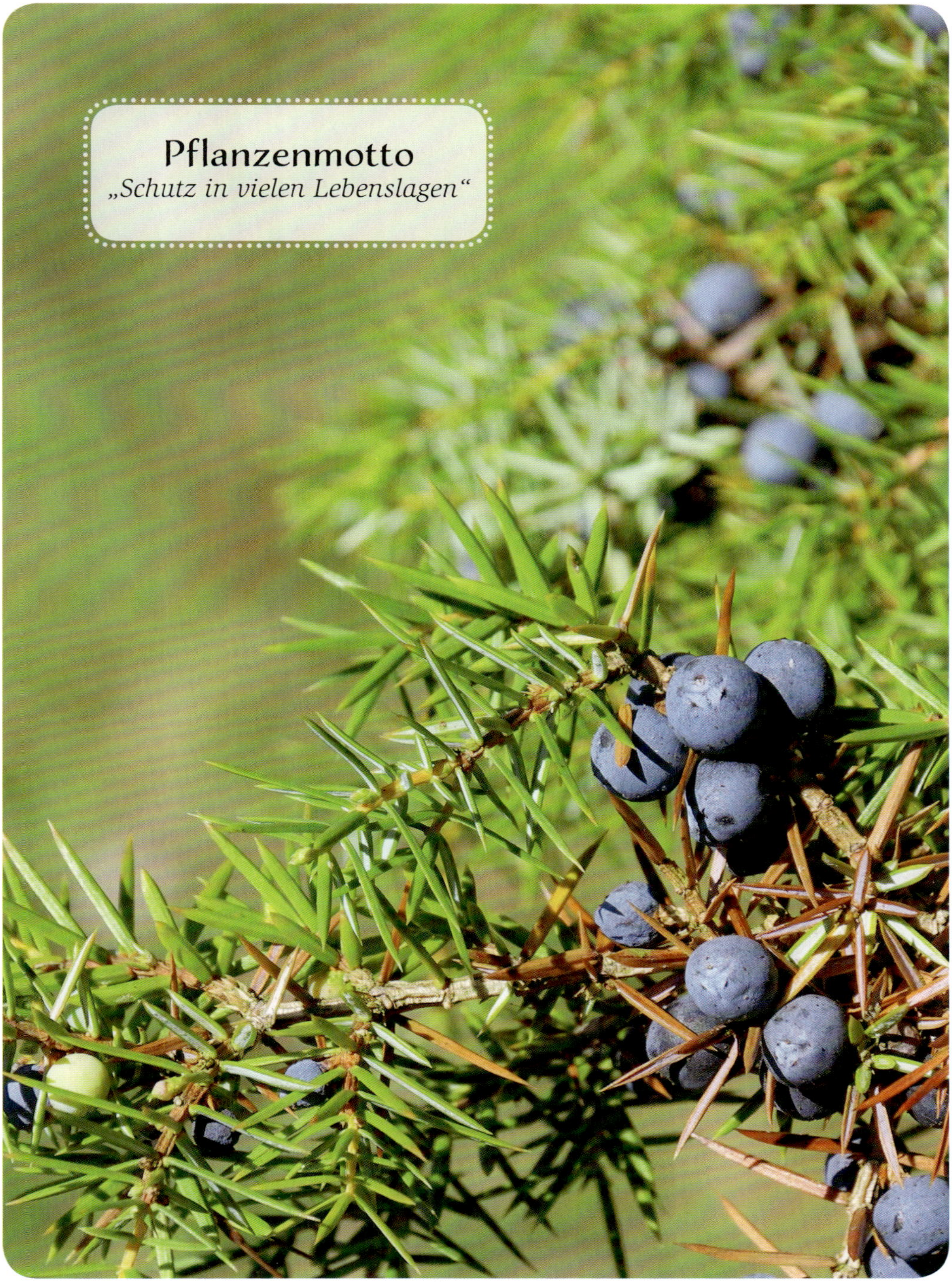
Pflanzenmotto
„Schutz in vielen Lebenslagen"

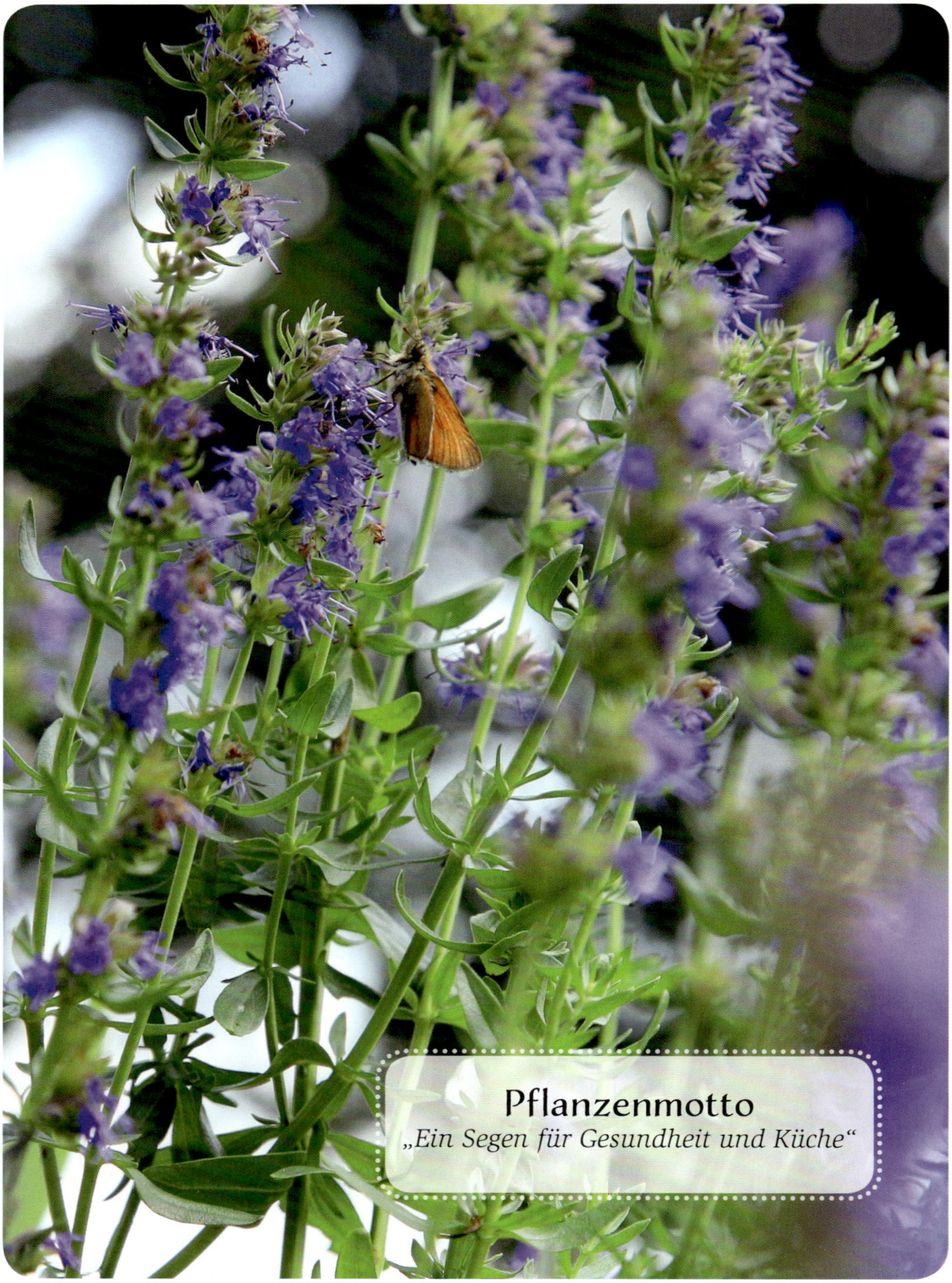

Pflanzenmotto
„Ein Segen für Gesundheit und Küche“

Ysop

(Hyssopus officinalis)

Duft: krautig-warm
Qualität: warm und trocken
Organzuordnung: Nieren, Dickdarm, Lunge
Säftebezug: leitet groben Schleim aus

Wirkung: Reinigt, klärt und inspiriert. Räuchern segnet Räume und Gegenstände. Stärkende Wirkung auf die Immunkraft und bei Druck im Brustbereich.

Ernte und Räucherwerk: Gedeiht an sonnigen felsigen Heiden oder im Kräuterbeet. Zum Räuchern erntet man im August die Blütenstände und Blätter. Gut zu mischen mit Lavendel, Lorbeer, Muskatellersalbei, Rosmarin und Weihrauch.

Volksheilkunde

Der Name Ysop kommt aus dem Griechischen und bedeutet so viel wie heiliges Kraut. Die reinigende Wirkung in spirituellem Sinn kam in der Antike bei Gräbern und Kultstätten zum Einsatz. Ysop vertreibt Schwermut und stärkt die Nerven sowie die Immunkraft. Das Kraut ist ein sehr gutes Hausmittel bei Verschleimungen der Atemwege sowie bei Husten und Asthma. Die Inhaltsstoffe Phenol und Thujon wirken keimtötend und reinigend. Außerdem ist Ysop gut für das Gedächtnis, fördert die Konzentration und hilft bei Verdauungsstörungen.

Benediktiner-Mönche haben im 9. und 10. Jahrhundert den Ysop aus den Mittelmeerländern über die Alpen gebracht und in Klostergärten kultiviert.

Hildegard von Bingen lobt Ysop als Stärkungsmittel, besonders mit Hühnchen gekocht oder in Wein eingelegt. Die Blätter vom Ysop haben einen leicht bitteren, etwas herben, würzig-aromatischen Geschmack. Ysop verfeinert fast alle Suppen-, Gemüse-, Kartoffel- und Fleischgerichte, Eintöpfe und Salate, aber auch Wild und Fisch. Topfen und Aufstriche macht er pikant. Er sollte aber nur sparsam verwendet werden, da er intensiv schmeckt und wirkt.

Das Heilkraut Ysop wird als Tee, Tinktur, Salbe oder Kräuteressig genutzt. Ysop in der Naturkosmetik wirkt beruhigend auf empfindliche und unreine Haut. Für juckende Kopfhaut ist Ysop-Tee als Waschwasser und zur Einreibung zu empfehlen.

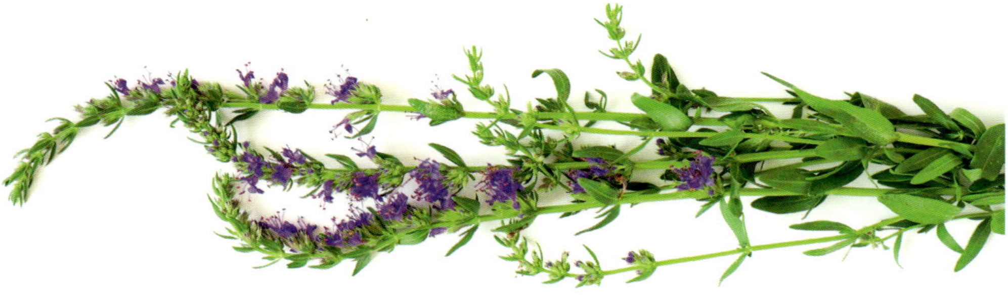

Räuchern mit Harzen

Bunte, in der Sonne schimmernde Blätter am Boden und auf den Bäumen – der goldene Herbst lockt viele hinaus in die Natur. Wer mit offener Nase durch den Wald spaziert, kann die Baumharze riechen. Wenn Waldarbeiter, Förster und Tiere Bäume verletzen, dann tritt das Harz aus. Es reicht schon, wenn ein Ast abgerissen, die Rinde verletzt wurde, dass das Pech bzw. Harz zum Vorschein kommt, die Wunde des Baumes wieder verschließt und ihn vor Schädlingen schützt. Der zähflüssige, klebrige Saft kommt aus den Baumzellen. Im Baumstamm laufen von unten nach oben Harzkanäle, die das Harz speichern, bis es gebraucht wird. Oft kommt beim Wundverschluss so viel Harz, dass wir uns ohne weiteres ein wenig davon nehmen können. Vor allem das Harz von Fichte, Tanne, Lärche, Zirbe und Kiefer ist als heilsam bekannt.

Salben mit Baumharz verwendet man in der Volksmedizin schon seit Jahrhunderten für Schürfwunden, Insektenstiche, rissige Fersen, Zerrungen und auch bei Muskelschmerzen. Solche Salben gehören in jede Naturhausapotheke.

Fichtenharz ist das häufigste bei uns und man findet es das ganze Jahr über. Beim Ernten nur so viel Harz nehmen, dass der Baum nicht zusätzlich verletzt wird. Ich sammle zum Beispiel das Harz gleich in ein Einwegglas hinein und lasse es zum Trocknen offen im Glas stehen.

Pechsalbe selbst herstellen:

Alle Zutaten (150 g frisches Harz, 150 g Butter- oder Schweineschmalz und 15 g Bienenwachs) zusammen unter Rühren kurz aufkochen.

Topf vom Herd nehmen und zugedeckt ca. 15 Minuten ziehen lassen.

In einem alten Sieb filtern.

In dunkle Gläser mit Schraubdeckel abfüllen. Die Pechsalbe unverschlossen fünf bis sechs Stunden auskühlen lassen, damit sich kein Kondenswasser bildet.

Anschließend Gläser gut verschließen und kühl lagern (etwa 2 Jahre haltbar).

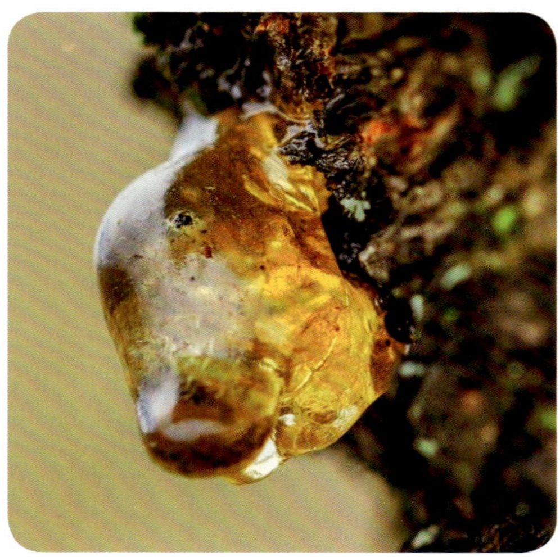

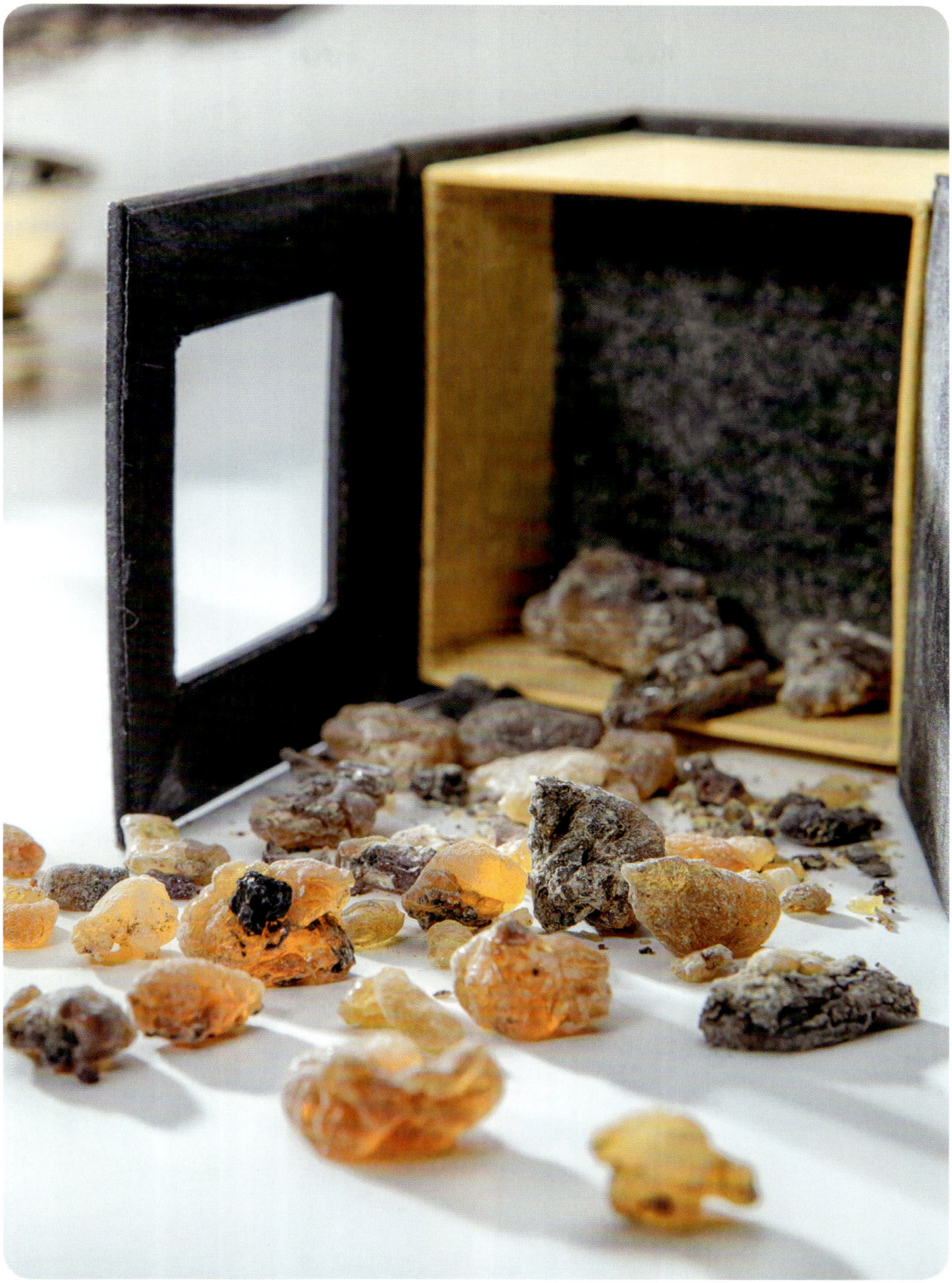

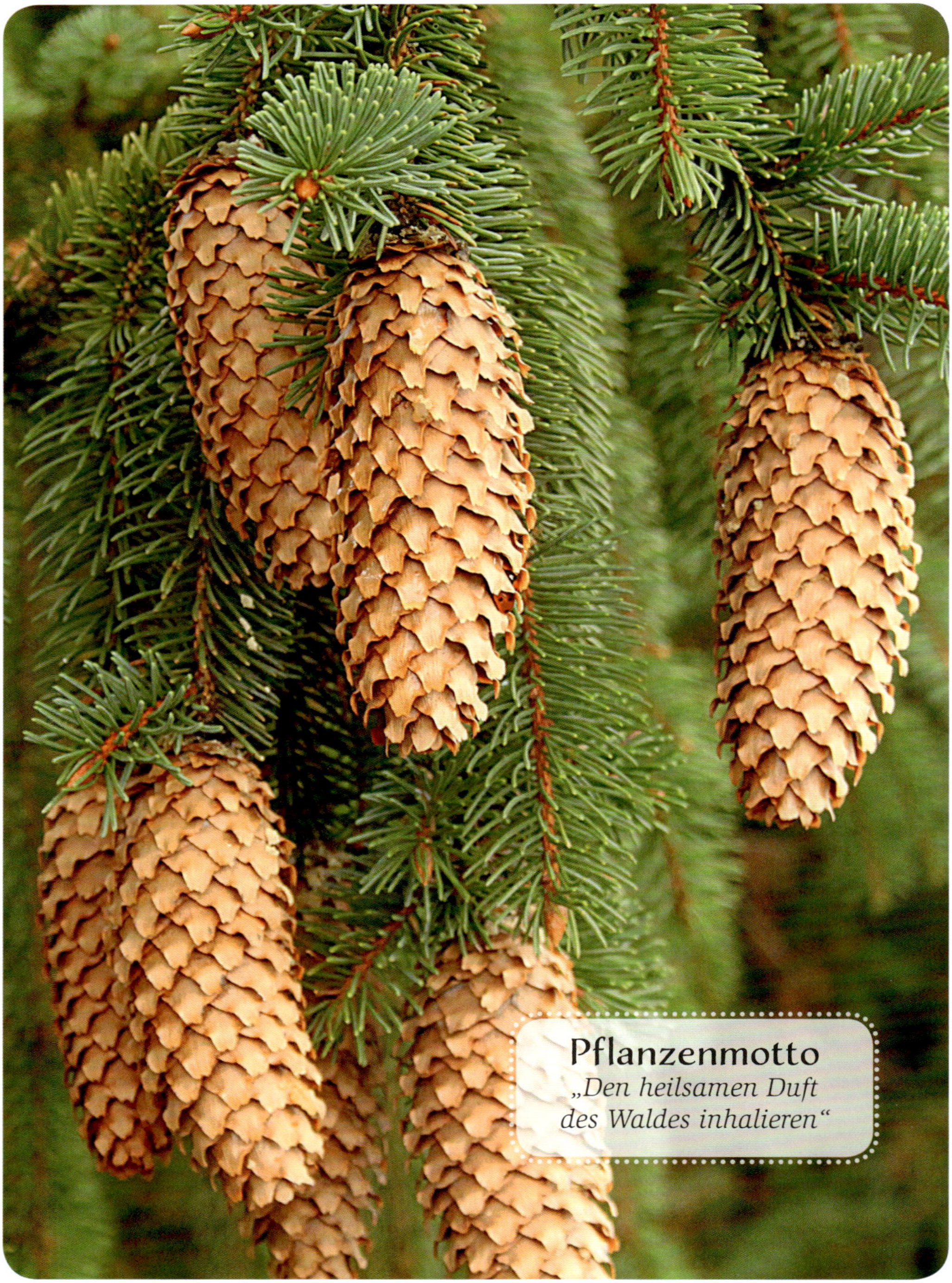
Pflanzenmotto
„Den heilsamen Duft
des Waldes inhalieren“

Fichte

(Picea abies)

Duft: kräftiger Waldduft

Qualität: warm und trocken

Organzuordnung: Nieren, Blase, Lunge

Säftebezug: löst und leitet zähen Schleim aus

Wirkung: Reinigt, desinfiziert, öffnet und klärt den Geist, erweitert den Herz- und Brustraum, verwandelt Melancholie in Freude. Hilft bei Gelenks- und Muskelschmerzen, weil es entzündungshemmend und durchblutungsfördernd ist. Räucherung tut allen Hustenden und Bronchitis-Kranken gut.

Ernte und Räucherwerk: Gedeiht auf ausreichend feuchten Böden. Man räuchert das Harz. Gut zu mischen mit Beifuß, Eisenkraut, Melisse, Johanniskraut, Salbei und Schafgarbe.

Das Harz der Fichte wird auch als Waldweihrauch oder „Weihrauch der armen Leute" bezeichnet. Räucherungen mit Fichtenharz wurden in Erkältungszeiten, zur Behandlung von Ausschlägen und bei Rheuma empfohlen. Fichtenharz wirkt keimtötend und desinfiziert so die Raumluft.

Eine Fichtenharzräucherung ist sinnvoll zum Reinigen, bevor wir ein neues Haus oder Wohnung beziehen oder um Altes „auszutreiben", um Platz für Neues zu schaffen. Der Rauch gibt Schutz und hilft innere Ruhe zu finden. Fichtenharz-Räucherungen in stressigen Zeiten erden den Menschen, schenken neuen Mut, Kraft und Selbstvertrauen. Konzentriert kann man auf das Wesentliche blicken.

Volksheilkunde

Die Fichte gehört zu der Familie der Kieferngewächse (Pinaceae), die je nach Art eine Wuchshöhe von bis zu 60 Metern erreichen können. In Europa ist die „Gewöhnliche Fichte" (Picea excelsa) verbreitet. Aufgrund ihrer schuppigen, rotbraunen Rinde wird sie fälschlicherweise auch häufig „Rottanne" genannt. Sie liefert Bauholz, dient als Maibaum und ist vielgeschätzter Weihnachtsbaum.

Der Name „Fichte" kommt vermutlich vom althochdeutschen Wort „viehte" bzw. „fiuhta", was übersetzt „Nadeln" heißt.

Junge Sprossen der Fichte wurden früher oft, in Honig eingelegt, als Fichtenhonig bei Bronchitis, Husten und Erkältungskrankheiten verabreicht.

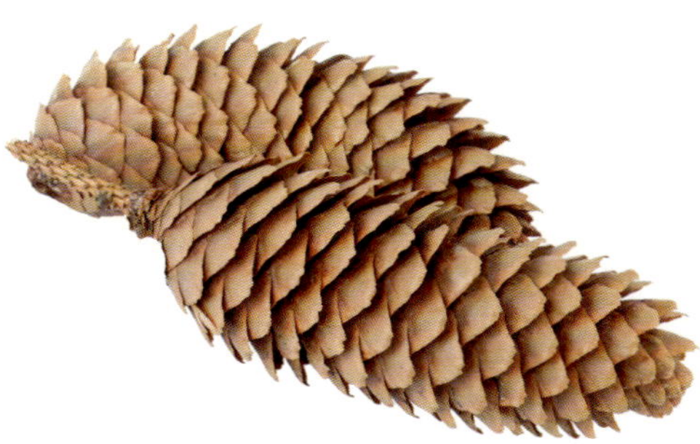

Zirbe

(Pinus cembra)

Duft: harzig, holzig, mit einer Wacholdernote

Qualität: warm und trocken

Organzuordnung: Nieren, Blase, Lunge

Säftebezug: löst und leitet zähen Schleim aus

Wirkung: Gibt Kraft für die Bewältigung des Alltagsstresses und hilft sich rasch zu erholen. Das Harz wirkt reinigt und desinfiziert auf die Raumenergie. Zirbe stärkt das Vertrauen und wird bei Erkrankungen der Atemwege, Rückenschmerzen und rheumatischen Erkrankungen genutzt.

Ernte und Räucherwerk: Wächst in Bergwäldern. Man sammelt für das Räuchern die Nadeln und das Holz, da das Harz nur begrenzt zur Verfügung steht.

Gut zu mischen mit Lavendel, Rose und Alant.

Volksheilkunde

Die immergrüne, edle Baumart ist seit der letzten Eiszeit im Alpenraum heimisch und kann eine Höhe von 30 Metern und einen Durchmesser von bis zu 2 Metern erreichen. Die Zirbe gehört zur großen botanischen Familie der Kiefern.
Sie wächst im Hochgebirge, wird im Schnitt 200 bis 400 Jahre, kann aber auch 1000 Jahre alt werden. Ihr Holz ist harzreich, weich und zäh, gut zu bearbeiten und besitzt einen starken charakteristischen Duft, den es verarbeitet auch jahrzehntelang bewahrt. Aufgrund dieser Eigenschaften wird die Zirbe vermehrt als Möbelholz verwendet, ihr Wohlgeruch soll dabei äußerst beruhigend wirken, weil er die Herzschlafrate senkt. Zirbenschlafmöbel sind gefragt wie eh und je.

Die „Königin der Alpen", wie die Zirbe genannt wird, soll auch Motten den Garaus machen. Aus diesem Grund sind viele alte Apothekereinrichtungen aus Zirbenholz. In Zirbenbrotdosen soll das Brot deutlich länger haltbar sein. Der Zirbenschnaps wird in der Volksmedizin bei Magenverstimmungen und Übelkeit sowie bei Nervenschwäche und allgemeinen Schwächezuständen eingesetzt.

In der Volksmedizin gilt die Zirbe als beruhigend, herzentlastend und antibakteriell. Außerdem soll sie die Durchblutung fördern und die Atmung erleichtern. Sie wird bei Bronchitis und Schnupfen sowie zur Linderung rheumatischer Beschwerden eingesetzt.

Das ätherische Zirbenöl hilft zudem mittels Inhalation bei Erkältungen und bei Entzündungen der Nebenhöhlen.
Bei äußerlicher Anwendung dient die Zirbelkiefer der Muskelrelaxation bei Genickschmerzen und Verspannungen im Rücken. Zirbenholz enthält darüber hinaus bis zu 0,5 % Pinosylvin, ein Enzym, das toxisch auf Schadorganismen wie Pilze und Bakterien wirkt.

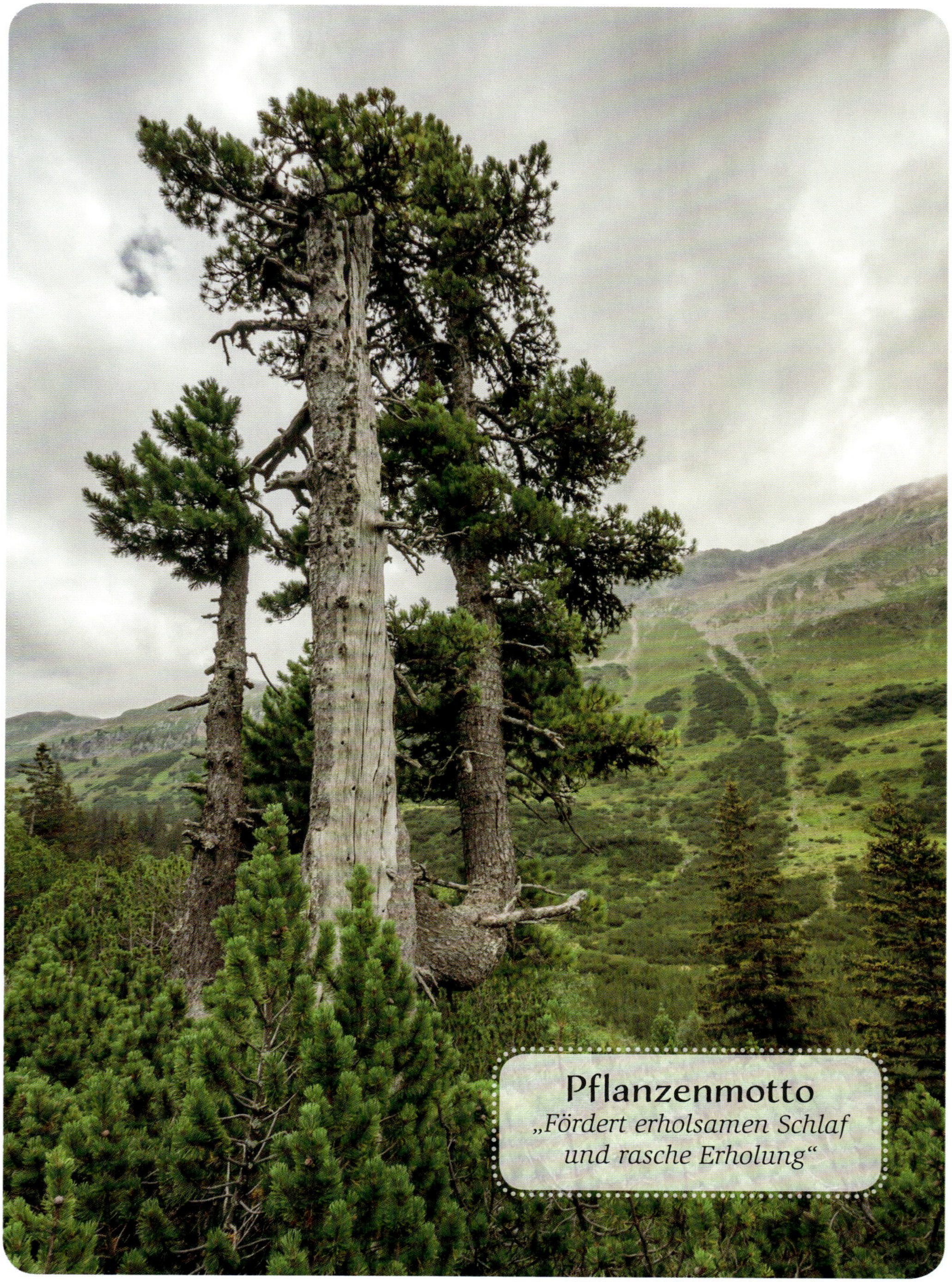

Pflanzenmotto
„Fördert erholsamen Schlaf und rasche Erholung"

Weihrauch und Myrrhe

Zu den bekanntesten, wenn auch nicht heimischen Harzen zählen Weihrauch und Myrrhe – beides kostbare Güter schon in der Antike. Und sie gehören auch heute noch in die moderne Räucher-Hausapotheke. Mithilfe von Karawanen wurde das kostbare Harz von Südarabien bis an das östliche Mittelmeer transportiert. Laut Bibel soll zum Beispiel Aron durch Räuchern von Weihrauch, Myrrhe, Galbanum und Onycha sogar die Pest unter den Israeliten gestoppt haben (Genesis, 4. Mose, 16, 46–50).

Weihrauch, Gold und Myrrhe waren die Gaben, die die drei Weisen aus dem Morgenland dem Jesuskind darbrachten und es damit segneten: Gold war das angemessene Geschenk für den zukünftigen König; Weihrauch war die symbolische Gabe für den zukünftigen Hohepriester Israels; Myrrhe symbolisierte als Heilpflanze den von Gott gesandten Arzt und Heiler.

Tipp:
Um den wunderbaren Duft der Harze voll auszukosten, ist es besser, einen Weihrauchbrenner (Stövchen) zu verwenden.
Beim Verräuchern auf Kohletabletten verbrennen die Harze sehr schnell und es kann Brandgeruch entstehen.

Myrrhe

(Commiphora)

Duft: warm, bitter, erdig, intensiv
Qualität: warm
Organzuordnung: Milz, Leber, Herz
Säftebezug: löst und leitet kalten Schleim aus

Wirkung: Wirkt verlangsamend und führt nach innen, verleiht Erdverbundenheit, hat einen besonderen Bezug zur Weiblichkeit. Räucherungen beruhigen, erden und erwärmen innerlich. Darf nicht bei Depressionen angewendet werden, weil es traurige Gedanken verstärken kann. Kann helfen Entzündungen bei Wunden zu lindern.

Ernte und Räucherwerk: Wächst in trockenen Wüsten- und Steppenregionen. Die Ernte erfolgt zwischen Juni bis August nach der Regenzeit.

Gut zu mischen mit einer Vielzahl von Räucherpflanzen wie etwa Lavendel, Kiefer, Lorbeer, Mohn, Pfefferminze, Rose, Thymian, Wacholder und Weihrauch.

Volksheilkunde

Der Name Myrrhe leitet sich vom arabischen „murr“ (bitter) ab und so schmeckt sie auch. Der zwei Meter hohe Baum hat Äste mit spitzen Dornen. Verwendet wird das Harz der Pflanze, wobei der Stamm angeritzt und das herausrinnende Harz aufgefangen wird.

Das größte Arzneibuch der Antike heißt „Materia medica“ (1. Jh. n. Chr.). Der griechische Arzt **Dioskurides** beschrieb darin die Wirkung der Myrrhe gegen chronischen Husten, Seiten- und Brustschmerzen und gegen starken Durchfall. Man verwendete Myrrhe auch gegen Heiserkeit und Mundgeruch sowie gegen Darmwürmer.

Hildegard von Bingen beschrieb in ihrem Buch „Physica“ Myrrhe als Mittel gegen „Gelbsucht“ und Lähmungen.

Die Myrrhe wird heute als wirksames Mittel zur Behandlung von Pilzerkrankungen, besonders von Hefepilzen (Candida) im Verdauungstrakt und in der Mundhöhle geschätzt. Regelmäßige Einnahme kann die Pilze abtöten, ohne die natürlichen Darmbakterien zu zerstören. Myrrhe ist Bestandteil mancher Mundwässer und von Schwedenbitter.

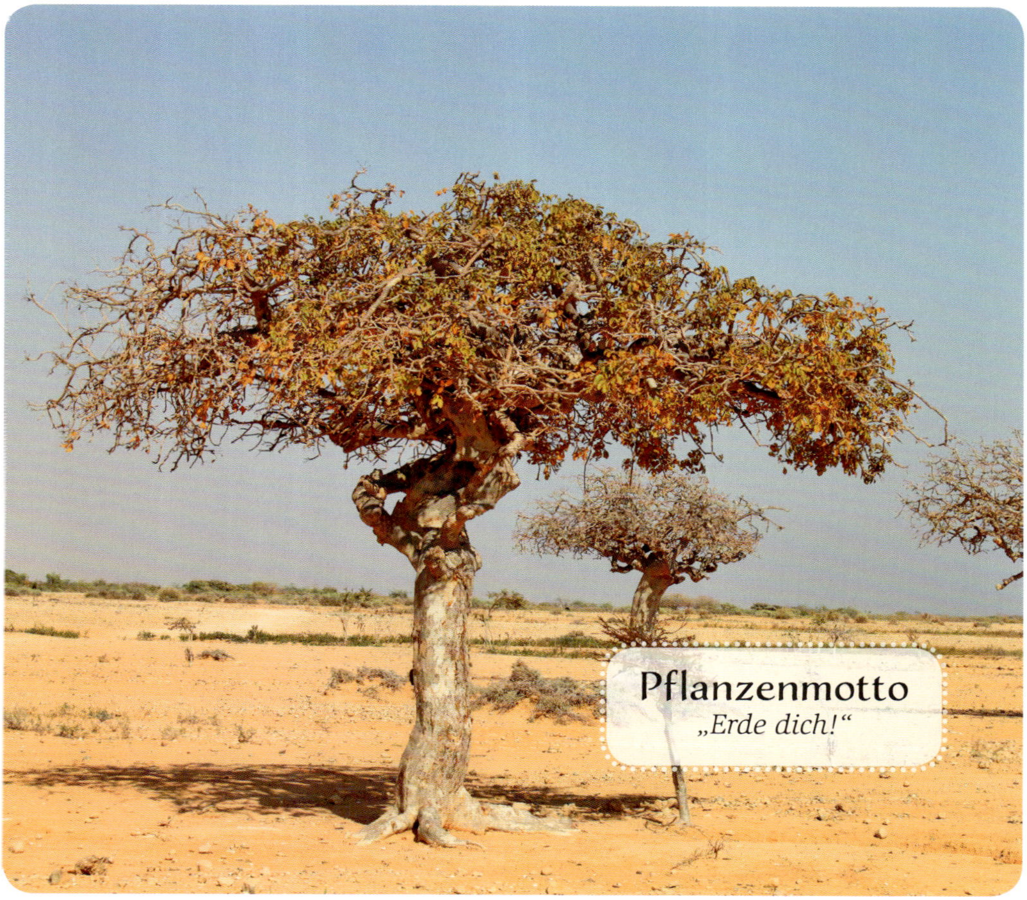

Pflanzenmotto
„Erde dich!“

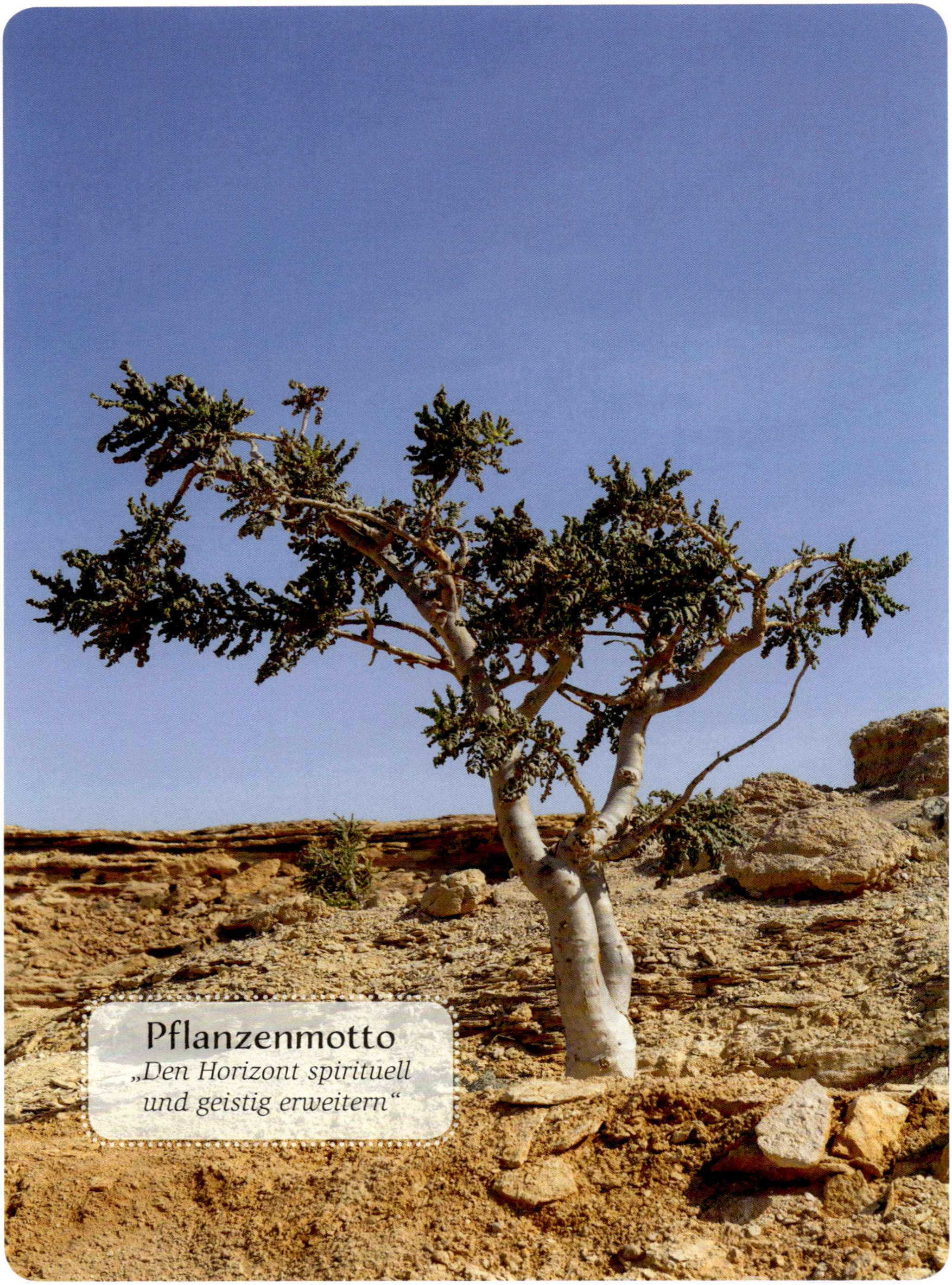

Pflanzenmotto

„Den Horizont spirituell und geistig erweitern“

Weihrauch

(Boswellia sacra)

Duft: würzig-balsamisch, mit verschiedenen Duftnoten

Qualität: warm

Organzuordnung: Leber, Milz, Herz

Säftebezug: fördert das Sanguis-Prinzip

Wirkung: Reinigende, erhebende Wirkung, fördert die geistige Ausrichtung, wirkt anregend und entspannend zugleich und ist ideal zum Meditieren. Geräuchert wird er zur Reinigung, Desinfektion und zum Schutz. Wirkt antiseptisch, desinfizierend und entzündungshemmend.

Ernte und Räucherwerk: Seit über 3000 Jahren wird Weihrauch gleich geerntet: Mit Hilfe eines speziellen Messers wird zuerst die Rinde der Boswellia-Bäume eingeschnitten, was die Harzproduktion anregt. Aus den Kerben quillt das milchige Baumharz, das sich schnell verfestigt und durch Abschaben mehrmals abgeerntet werden kann. Die Ernte findet in den Monaten April bis Oktober statt. Ein Baum „wirft" jährlich bis zu zehn Kilo Harz ab.

Gut zu mischen mit anderen Harzen, Hölzern und Kräutern. Am häufigsten wird er jedoch in Kombination mit Myrrhe verbrannt, da sich diese zwei Harze perfekt ergänzen.

Volksheilkunde

Weihrauch kennt man auch unter dem Begriff „Olibanum". Der deutsche Name für das Olibanum-Harz ist „Weihrauch" und kommt vom althochdeutschen Begriff „wîhrouch", was sich mit „heiliges Räucherwerk" übersetzen lässt.

Er ist Bestandteil vieler Kirchenrituale. Schon vor 7000 Jahren wurde den orientalischen Göttern Weihrauch geopfert. Die alten Ägypter verwendeten Weihrauch zum Einbalsamieren, als Räuchermittel und vor allem auch zu desinfizierenden Zwecken.

Hippokrates und andere griechische und römische Ärzte setzten Weihrauch zur Wundreinigung, gegen Krankheiten der Atemwege und bei Verdauungsproblemen ein. Hildegard von Bingen schreibt:

„Der Weihrauch erhellt die Augen und reinigt das Gehirn."

Weihrauch wird heute in der Therapie vieler entzündlicher Erkrankungen, vor allem der Gelenke eingesetzt.

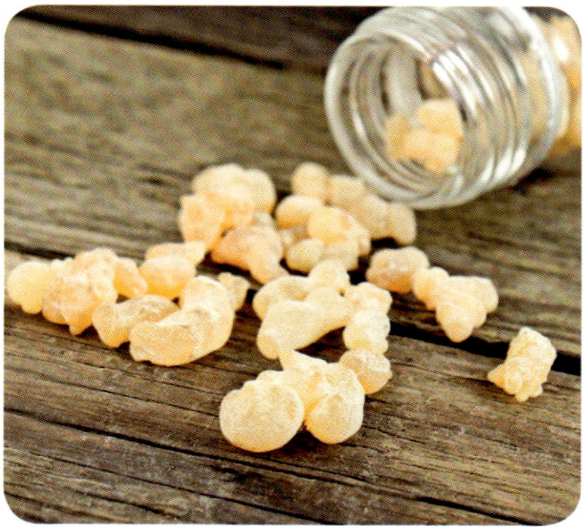

Quellen und weiterführende Literatur

BADER, Marlis: *Räuchern mit heimischen Kräutern. Anwendung, Wirkung und Rituale im Jahreskreis*, 5. Auflage, Wilhelm Goldmann Verlag, München 2008

BERTSCHI-STAHL, Heide-Dore, FEHR-STREULE, Rosmarie, GARVELMANN, Friedemann, GRANZ, Chrischta und RAIMANN, Christian: *Grundlagen der Traditionellen Europäischen Naturheilkunde*, Bacopa Verlag, Schiedelberg 2012

GARVELMANN, Friedemann: *Pflanzenheilkunde in der Humoralpathologie*, Richard Pflaum Verlag GmbH, München 2000

GRIMM, Jacob und GRIMM, Wilhelm: *Deutsches Wörterbuch*. 16 Bde. in 32 Teilbänden, Leipzig 1854–1961, Quellenverzeichnis Leipzig 1971. Online-Version vom 15.05.2016

HERZOG, Annemarie: *Die Räucherapotheke für den Körper*, Schirner Verlag, Darmstadt 2014

KLEISS, Hannelore: *Räuchern zu heiligen Zeiten*, Freya Verlag GmbH, Linz 2015

MAYER, Arnold: *Traditionelle Europäische Medizin. Lehrbuch und Atlas zur TEM*, Foitzick Verlag GmbH, Augsburg 2013

MÖLLER, Birgit, PUHLE, Annekatrin und TROTT-TSCHEPE, Jürgen: *Heilpflanzen für die Gesundheit*, Franckh-Kosmos Verlags-GmbH, Stuttgart 2013

PLOEGER, Angelika: *Essen als Sinnes- und Geschmackserlebnis, als Genuss, als Entdeckungsreise für die Sinne*, in: Welt des Kindes, 87. Jahrgang 2009, Heft 1, S. 8–11

SCHILLING, Greta: *Die Vier-Säfte-Lehre*, zusammengefasst und aus dem Griechischen übersetzt, in: MIELKE, Horst und SCHÖBER-BUTIN, Bärbel: *Heil- und Gewürzpflanzen – Anbau und Verwendung*, hrsg. von der Biologischen Bundesanstalt für Land- und Forstwirtschaft Berlin und Braunschweig, 2007

TRAVERSIER, Rita: *Westliche Pflanzen und ihre Wirkung in der TCM*, Karl F. Haug Verlag, Stuttgart 2014

WAGNER, Hermann: *Gegen jede Krankheit ist ein Kraut gewachsen*, 4. Auflage, Ruhland Verlag, Altötting 1990

WEBERSBERGER, Regina und WINTGEN, Siegfried: *Traditionelle Europäische Medizin. Das große Praxisbuch der westlichen Heilkunst*, Kneipp-Verlag GmbH, Wien 2015

Interessante Internetadressen

http://www.apotheke-mariazell.at/hausmittel-bingen-traditionelle europaeische-medizin-tem/
http://www.arcanime.at/
http://www.blattwerk-gartengestaltung.de/
http://www.plantaroma.de/
https://www.raeucherguru.info/
http://www.raeucherwerk-ratgeber.com/raeucherwerk-a-z/
http://www.satureja.de/
http://www.tem-zentrum.at/

Archetypbestimmung unter

http://www.tem-zentrum.at/archetypen.html

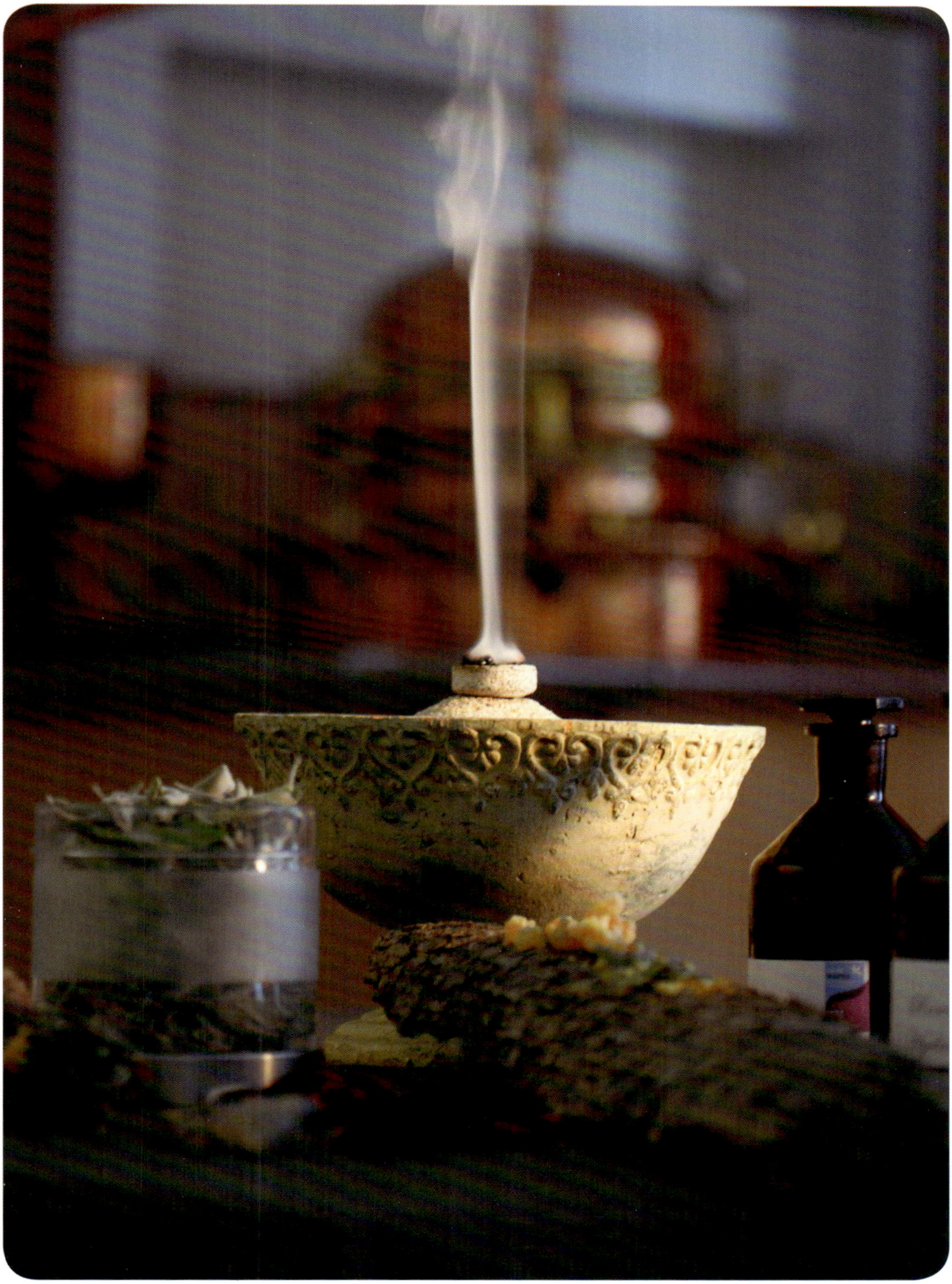

Bildnachweis:

dreamstime: S. 75
Maria Fahrngruber: S. 44, 69, 72, 73, 78, 85, 88, 92, 102, 103, 105
Fotolia: S. 1, 3, 5, 7, 16 r. o., 19, 25 u., 27 o., 33, 35, 57 o., 71 r., 74 r., 77 r., 81, 87, 91, 101, 110, 121, 123, 124, 125
Mario Gärtner: S. 6, 10, 16, 26, 27, 31, 32, 35, 52, 53, 56, 65, 80, 117, 127
iStockphoto.com: S. 9, 11, 12, 13, 16 l., 22, 25 o., 42, 51, 60, 68 r., 70, 76, 79, 89, 90, 97, 98, 99, 106, 109, 113, 114
Friedrich Kaindlstorfer: S. 29
Beatrix Kutschera: S. 20, 38, 43, 52 u., 55 u., 66, 82, 108, 111, 120
Rudolf Laresser: Autorenfoto, U1, S. 2, 17, 28, 46, 67
Shutterstock: S. 14, 15, 37, 39, 40, 41, 45, 48, 49, 50, 54, 55 o., 57 u., 83, 86, 93, 95, 115, 116, 118, 119,
smart export kommunikation.design.gmbh: Grafiken S. 23, 36, 59, 61, 62, 68, 71, 74, 77

Impressum:

Autor: Dipl.-BW Friedrich Kaindlstorfer, MBA
Mitarbeit: Mag. Christine Radmayr, Medizin- und Gesundheitsjournalistin
Lektorat: Mag. Franz Ebner
Covergestaltung: Oskar Kubinecz
Grafische Gestaltung: Beatrix Kutschera, www.atelier21.at
Technische Betreuung: Johann Kutschera, www.atelier21.at
Druck: NEOGRAFIA, a.s.
Printed in the EU

www.kneippverlag.com
www.facebook.com/KneippVerlagWien

ISBN: 978-3-7088-0684-6

1. Auflage, Oktober 2016